Ali Ismail
Thaier Alwan

Avaliação da combinação de cetamina, tramadol, paracetamol e xilazina

Ali Ismail
Thaier Alwan

Avaliação da combinação de cetamina, tramadol, paracetamol e xilazina

ScienciaScripts

Imprint

Any brand names and product names mentioned in this book are subject to trademark, brand or patent protection and are trademarks or registered trademarks of their respective holders. The use of brand names, product names, common names, trade names, product descriptions etc. even without a particular marking in this work is in no way to be construed to mean that such names may be regarded as unrestricted in respect of trademark and brand protection legislation and could thus be used by anyone.

Cover image: www.ingimage.com

This book is a translation from the original published under ISBN 978-3-659-83177-5.

Publisher:
Sciencia Scripts
is a trademark of
Dodo Books Indian Ocean Ltd. and OmniScriptum S.R.L publishing group

120 High Road, East Finchley, London, N2 9ED, United Kingdom
Str. Armeneasca 28/1, office 1, Chisinau MD-2012, Republic of Moldova, Europe
Printed at: see last page
ISBN: 978-620-8-29994-1

Índice:

بِسْمِ اللَّهِ الرَّحْمَنِ الرَّحِيمِ

(وَقُل رَّبِّ زِدْنِي عِلْماً)

صدق الله العلي العظيم

جزء من الآية/١١٤ سورة طه

Dedicação

*A quem esperei muito tempo para
lhe dedicar a minha tese, Al- Imam Al-
Mahdi
(Que a paz esteja com ele)
À fonte da Generosidade, meu grande pai...
Para a fonte da bondade, maior é a minha mãe.
À grande apoiante da minha vida, a minha mulher e a minha
família.
Àqueles que me dão esperança na minha vida... os meus filhos.*

Agradecimentos

*Em primeiro lugar, gostaria de agradecer ao misericordioso "**Alá**" e aos **Ahlulbait** (que a paz esteja com eles) por me terem ajudado a concluir o Ali*

este trabalho.

*__Dr. Noaman N. A'azz__ e ao vice-reitor, Prof. **Dr. Eman F. Abdul Al-hassan**, pela sua ajuda durante todo o período do meu estudo.*

__Dr. Thaier Alwan Abid,__ o meu orientador, pela sua amável supervisão, pelo acompanhamento diário do trabalho, pelos conselhos de promoção, pela orientação, pela assistência e pela longa paciência durante todo o estudo

*Um agradecimento muito especial ao **Dr. Khazim,** ao **Dr. Ahmed** e ao **Dr. Amjad** que me ajudaram durante a minha experiência e um grande agradecimento também ao **Dr. Ali Al-Bdeery** que me ajudou e aconselhou durante muito tempo.*

*Os meus sinceros agradecimentos ao **Dr. Ali M. Gazie** pela sua ajuda na análise estatística.*

Os meus agradecimentos vão para todos os meus irmãos e amigos que sempre me encorajaram.

Resumo

O objetivo do estudo foi avaliar o uso de cetamina (K), tramadol (T), paracetamol (P) e xilazina (X) como protocolo anestésico para anestesia em ovinos, utilizando diferentes doses e diferentes vias de administração. Trinta animais adultos de ovelhas de raça local, pesando $27,4\pm2,46$ kg, foram utilizados em seis protocolos anestésicos diferentes. Os animais foram divididos em seis grupos (5 animais de cada). Os três primeiros grupos (sem utilização de xilazina) receberam os fármacos por injeção intravenosa na veia jugular: G1 administrou K4 e P10 mg/kg IV, G2 administrou K4T2 mg/kg IV e G3 administrou K4 T2 P10 IV. Nos outros grupos (G4, G5 e G6), a xilazina foi adicionada ao protocolo anestésico. O G4 administrou K4 T2 P10 X0,05 por via IV. O G5 estava a administrar K10 T2 P10 X1 mg/kg por via IM e o G6 estava a administrar K20 T4 P10 X2,5 mg/kg por via IM. A FC, a FR, a TR, o relaxamento muscular, a analgesia dos membros e dos flancos e o movimento do rúmen foram medidos antes da administração da anestesia (tempo 0) e considerados como leitura de controlo. Em seguida, foram efectuadas leituras aos 5, 10, 15, 20, 30, 45 e 60 minutos ou até ao final da anestesia.

Nos grupos IV (sem uso de xilazina), (G1, G2 e G3). O tempo de indução foi de 53,2, 60 e 68 segundos, a anestesia cirúrgica foi de 2,8, 5 e 5 minutos, e o tempo total de recuperação foi de 4,8, 5,4 e 3 minutos em G1, G2 e G3, respetivamente. A FR e a FC aumentaram e a RT diminuiu. O relaxamento muscular foi ligeiro e a analgesia foi moderada.

No G4, após a adição de xilazina e a administração do protocolo anestésico por via intravenosa, o tempo de indução, a anestesia cirúrgica e o tempo total de recuperação passaram a ser de 50,6 segundos, 23 minutos e 9,4 minutos, respetivamente. A FC, FR e RT aumentaram, o relaxamento muscular e a analgesia foram moderados.

No G5, após aumentar a dose de cetamina e xilazina e administrar o protocolo anestésico por via IM, o tempo de indução, a anestesia cirúrgica e o tempo total de recuperação foram de 5, 36 e 5,6 minutos, respetivamente. A FC e a FR diminuíram e a RT aumentou. O relaxamento muscular foi profundo durante 10 minutos e a analgesia foi moderada também durante 10 minutos.

No G6, após duplicar as doses de cetamina, tramadol e xilazina, e administrar o protocolo anestésico por via IM. O tempo de indução, a anestesia cirúrgica e o tempo total de recuperação foram de 3,6, 73,4 e 7 minutos, respetivamente. A FC começou estável e, após 15 minutos, diminuiu acentuadamente. A FR era irregular, com apneia, o TR aumentou, o relaxamento muscular foi profundo durante 35 minutos e a analgesia foi profunda durante 45 minutos. Em conclusão, a adição de tramadol e paracetamol à anestesia de ovelhas com cetamina em doses baixas melhora o tempo de indução e recuperação da anestesia, sem aumentar a duração e a profundidade da anestesia. A adição de xilazina aos protocolos anestésicos aumenta a duração e a profundidade da anestesia. O protocolo de K10 T2 P10 X1 pela via IM é a melhor dose de protocolo entre os seis protocolos utilizados neste estudo.

Capítulo 1
Introdução

Os ruminantes em geral podem ser anestesiados com sucesso por anestesia geral, mas com considerações especiais que podem afetar a anestesia, como a regurgitação, a timpania ruminal, a salivação e o desconforto cardiovascular e respiratório. A ovelha é uma espécie de ruminante que necessita frequentemente de ser anestesiada em operações cirúrgicas, sendo também frequentemente utilizada como modelo de anestesia de ruminantes. A anestesia por inalação, que é o melhor tipo de anestesia, nem sempre está disponível no terreno, sendo obrigatória a utilização de anestésicos injetáveis. Nem todos os fármacos anestésicos ou analgésicos são eficazes em todas as espécies de animais. As considerações económicas e o número limitado de anestésicos e analgésicos utilizados em pequenos ruminantes podem orientar a utilização do fármaco e da técnica (Galatos, 2011).

Não existe nenhum medicamento anestésico ou analgésico específico autorizado para os pequenos ruminantes (Taylor, 1991). A cetamina é frequentemente utilizada como fármaco anestésico geral injetável na maioria das espécies animais, mas tem efeitos adversos desagradáveis relacionados com a rigidez e a ausência de relaxamento muscular. Muitos fármacos são combinados com a cetamina como parte de uma anestesia equilibrada para ultrapassar estes efeitos secundários indesejáveis e melhorar a qualidade da anestesia. O tramadol é um potente analgésico não opiáceo utilizado há muito tempo na analgesia humana e recentemente introduzido na medicina veterinária. A combinação entre o tramadol e a cetamina melhora as propriedades anestésicas da cetamina (Ajadi, *et al.*, 2009; Albdeery, 2009).

O paracetamol é o analgésico mais utilizado nos seres humanos, prescrito sob a forma de comprimidos. A combinação entre o tramadol e o paracetamol confere propriedades analgésicas superiores devido aos efeitos analgésicos sinérgicos dos dois fármacos, uma vez que os diferentes locais de ação de cada um conduzem a um efeito analgésico alargado. Esta combinação é utilizada no ser humano sob a forma de comprimidos.

Recentemente, a introdução do tipo injetável de paracetamol (Duggan e Scott 2009) aumentou a sua utilização para a dor aguda, devido ao efeito rápido deste medicamento por via injetável. Estas formas de paracetamol encorajam-nos a utilizá-lo em medicina veterinária como parte da anestesia equilibrada em ovinos.

A xilazina, um$_2$ -agonista, é um potente sedativo e analgésico utilizado em medicina veterinária na maioria das espécies animais. Os ruminantes são mais sensíveis a este fármaco, mas também existe uma variação entre espécies. É um analgésico eficaz em ovinos (Kastner, 2006). A combinação de xilazina com cetamina é frequentemente utilizada na anestesia de ovinos e da maioria das espécies de animais para indução e manutenção da anestesia, sendo o efeito mais adverso a hipoxemia. A espécie animal, o tipo de fármaco e a via de administração são factores que têm uma relação estreita com a qualidade da anestesia. A anestesia balanceada é o uso de mais de um fármaco em pequenas doses para superar o efeito adverso que pode advir da grande dose de cada um deles (Ilkiw, 1999; Muir e Yamashita 2000).

Objetivo do estudo:

Por todas estas questões acima mencionadas, o estudo foi concebido para avaliar a utilização da combinação de cetamina, tramadol, paracetamol e xilazina como protocolo anestésico geral injetável para anestesia de ovinos em diferentes doses e vias de administração.

Capítulo 2

Revisão da literatura

2-1 Dor:

A dor é uma experiência sensorial e emocional desagradável associada a danos reais ou potenciais nos tecidos, ou descrita em termos desses danos. A dor é um fenómeno complexo baseado em componentes fisiopatológicos e psicológicos frequentemente difíceis de reconhecer e interpretar nos animais (Ott e Short, 1998; Leonardi *et al.*, 2006). Nos últimos anos, tem sido dada mais atenção à questão da dor nos animais, particularmente em associação com a crescente sensibilização para o bem-estar dos animais. Por conseguinte, é necessário que os veterinários sejam capazes de reconhecer de forma confusa se um animal sofre de dor ou não. Nos animais, temos de reconhecer os sinais de dor de acordo com marcadores indirectos que envolvem respostas comportamentais, fisiológicas e, finalmente, clínicas (Landa, 2012). As abordagens actuais sobre o bem-estar animal aumentaram a importância da gestão da dor nos animais. Mesmo os procedimentos cirúrgicos menores em animais de criação são atualmente realizados utilizando uma combinação de anestesia regional, local ou geral combinada com analgesia pós-cirúrgica ininterrupta (George, 2003).

Uma resposta emocional ao estímulo nociceptivo que é única para cada indivíduo e variável em função de diferentes factores como a espécie, a idade, o sexo e o estado de saúde. Os cães de raças de trabalho suportam melhor a dor do que as raças de brinquedo, os animais mais jovens têm um limiar de tolerância à dor mais baixo do que os mais velhos, os animais doentes têm um limiar de tolerância à dor mais baixo do que os saudáveis, mas uma menor capacidade de reação à dor (Leonardi, *et al.*, 2006). Os estímulos dolorosos de longa duração podem aumentar a sensibilidade nalguns animais e habituar outros. A dor aguda processada centralmente pode ser reconhecida nos animais através de alterações comportamentais que incluem o olhar vazio, a perda de mobilidade, a guarda ou a colocação de talas num membro afetado, padrões de evitamento alterados, vocalização, taquipneia, actividades motoras repetitivas, perda de socialização, tentativas repetidas de reclinação lateral, apetência e comportamento de limpeza reduzido. A importância relativa destes sinais reflecte o grau de dor que está a ser sentido por um animal (George, 2003; karnik *et al.*, 2006). As ovelhas foram monitorizadas frequentemente pela equipa de cuidados clínicos pós-operatórios para detetar sinais de dor e desconforto durante o período pós-operatório agudo, e não foram observadas alterações óbvias no comportamento (por exemplo, ranger de dentes, cabeça baixa, relutância em socializar, comportamento agressivo, esfregar-se contra a vedação, enrolar os lábios, etc.). A dor clínica (espontânea) é difícil de avaliar em animais, e as ovelhas, em particular, não mostram frequentemente sinais comportamentais claros de dor (Abu-Serriah *et al.*, 2007). Quando os nociceptores são estimulados por um insulto térmico, mecânico ou químico, transmitem o impulso ao sistema nervoso central (SNC) para interpretação e modulação. A dor é uma resposta sensorial e emocional a um estímulo nociceptivo, que é único para cada indivíduo e variável em função de diferentes factores: espécie (nos cães, as raças de trabalho suportam melhor a dor do que as raças de brinquedo), idade (os mais jovens têm um limiar de tolerância à dor mais baixo), sexo e estado de saúde (os animais doentes têm um limiar de tolerância à dor mais baixo do que os saudáveis, mas uma menor capacidade reactiva à dor), 2006; Landa, 2012).

2-2 Analgesia:

A analgesia é o alívio da dor em resposta a um estímulo que normalmente seria doloroso. Embora se considere que o animal está inconsciente durante a anestesia geral e, por conseguinte, incapaz de sentir dor, existem atualmente provas de que a utilização de fármacos analgésicos antes e durante a anestesia geral ajuda a obter uma recuperação suave e sem dor. Todos os anestésicos gerais têm, sem dúvida, uma ação analgésica intrínseca, mas a analgesia adicional pode ser proporcionada por quatro métodos principais:

1. Utilização de analgésicos locais. 2. Utilização de um$_2$ -adrenoceptor agonista. 3. Utilização de anti-inflamatórios não esteróides (AINE). 4. Utilização de opiáceos.

Com todos estes medicamentos, existem atualmente provas concretas de que são mais eficazes se forem administrados antes de a dor se tornar percetível (Hall, *et al.* 2001).

A anestesia local deve ser considerada como uma parte de todo o protocolo anestésico e não como uma alternativa à anestesia geral. Os agentes anti-inflamatórios não esteróides e os a$_2$ - agonistas são os analgésicos mais populares utilizados no tratamento da dor peri-operatória, pós-operatória aguda e crónica (George, 2003). Os agentes anti-inflamatórios não esteróides mais populares são a flunixina meglumina e a fenilbutazona. O fármaco opióide mais popular é a buprenorfina, seguida da morfina. O fármaco$_2$ -agonista mais popular é a xilazina. São frequentemente administradas pré-meditações analgésicas, por exemplo, xilazina ou cetamina, mas não é administrado nenhum fármaco específico para a dor pós-operatória (Joubert, 2001). Os efeitos prejudiciais da dor devem ser evitados através da analgesia (Galatos, 2011), que consiste principalmente em dois modelos de tratamento, como a analgesia preemptiva (preventiva) e a analgesia multimodal, que têm sido favorecidos nos últimos anos para melhorar o alívio da dor intra e pós-operatória (MacKenzie, 2008).

- **Analgesia preventiva**:

A lesão tecidular pode modificar a capacidade de resposta do sistema nervoso através da sensibilização periférica, como a redução do limiar do nociceptor, e da sensibilização central, definida como um aumento dependente da atividade na excitabilidade dos neurónios espinais. Tanto a sensibilização periférica como a central contribuem para a dor pós-operatória. Por conseguinte, concluiu-se que a intervenção analgésica com um anestésico local, um anti-inflamatório não esteroide (AINE) ou um opióide antes do desenvolvimento da dor (preventivamente) e não em reação à mesma, será útil para reduzir a magnitude e a duração da dor pós-operatória.

- **Analgesia multimodal (analgesia equilibrada)**

A razão de ser de uma abordagem multimodal é a obtenção de uma analgesia potente devido a efeitos aditivos ou sinérgicos entre diferentes classes de fármacos analgésicos, com uma redução concomitante dos efeitos secundários devido às doses mais baixas de cada analgésico e às diferenças nos seus perfis de efeitos secundários. A combinação de vários fármacos analgésicos (por exemplo, anestésicos locais, AINE e opiáceos) pode suprimir ou interromper a transmissão de impulsos nociceptivos em numerosos locais periféricos e centrais, incluindo a zona da ferida, os nervos periféricos, a espinal medula e o cérebro.

- **Pontos finais do tratamento analgésico**:

A analgesia é orientada para o restabelecimento da função normal do animal, como a respiração e os movimentos normais, através da atenuação das respostas reflexas autonómicas e somáticas à dor, sem depressão excessiva do animal. O objetivo do tratamento analgésico perioperatório é tornar a dor tolerável (MacKenzie, 2008), proporcionando assim conforto subjetivo, para além da supressão da resposta ao stress induzida pelo trauma que pode causar catabolismo. O objetivo da analgesia pós-operatória não é, por conseguinte, a supressão total da dor, que, por sua vez, pode estar associada a uma depressão mental profunda, à reclinação e à anorexia. A analgesia deve permitir que o animal volte ao seu comportamento normal o mais cedo possível no pós-operatório (Taylar, 1991; Galatos, 2011).

2-3 Anestesia em ovinos:

Os ruminantes são classicamente considerados animais de criação e destinam-se frequentemente à produção de alimentos. Estas espécies são amplamente utilizadas na investigação e no ensino e são cada vez mais importantes como animais de companhia. A ovelha é um dos animais reprodutores mais utilizados e, para a vida humana, também para a investigação biomédica. Qualquer que seja a sua utilização, devem ser utilizados fármacos e técnicas anestésicas e analgésicas para garantir o mínimo de stress e desconforto durante o período perioperatório (Taylor, 1991; Lee, 2006). Manipulação brusca da ovelha e, quando excitada, pode debater-se vigorosamente. Isto pode provocar traumatismos músculo-esqueléticos e stress grave. Por conseguinte, a anestesia e a analgesia são essenciais no maneio dos ovinos, sendo necessário um método anestésico seguro tanto para o cirurgião que efectua a investigação como para o veterinário que a pratica.

A anestesia inalatória é menos utilizada em pequenos ruminantes em comparação com a anestesia injetável, devido a causas económicas, mas é a mais segura e satisfatória, especialmente para animais debilitados, grávidas, muito jovens ou idosos ou para procedimentos cirúrgicos prolongados e complicados. As principais vantagens são o fácil controlo da profundidade da anestesia e o rápido tempo de recuperação. Pode ser utilizado para a indução e manutenção da anestesia em pequenos ruminantes jovens ou em animais debilitados, mas em animais adultos grandes e saudáveis é preferível utilizar anestésicos inalatórios apenas para a manutenção da anestesia induzida com um anestésico injetável. O halotano e o desflurano podem ser utilizados, mas o isoflurano e o sevoflurano são superiores porque não sensibilizam o miocárdio para arritmias induzidas por catecolaminas e espera-se que proporcionem uma indução e recuperação um pouco mais rápidas. O óxido nitroso não é recomendado porque aumenta o risco de timpanismo ruminal (Galatos, 2011). A anestesia geral por inalação pode ser induzida pela administração de anestésicos com uma máscara facial ou intubação traqueal com um tubo endotraqueal com balão, o que proporciona uma via aérea patente (segura) e evita a aspiração de saliva e conteúdo ruminal se ocorrer regurgitação. A sedação, a anestesia, a proteção das vias respiratórias durante a anestesia geral e o controlo da dor no período perioperatório são considerações importantes na gestão da anestesia de ovinos, caprinos e bovinos. Os anestésicos injectáveis também podem ser utilizados para a indução e manutenção de anestesia de curta duração. É preferível a anestesia inalatória, mas a anestesia inalatória deve ser considerada para animais de alto risco ou para procedimentos cirúrgicos prolongados e complicados. A anestesia injetável é mais segura, fácil e não requer equipamento muito dispendioso, pelo que os anestésicos parenterais são frequentemente preferidos nesta espécie. A cetamina, o tiopental e o propofol são os fármacos anestésicos injectáveis mais frequentemente utilizados em ovinos (Tayler, 1991; Lin, et al., 1997; Galatos, 2011). A cetamina é sempre utilizada em combinação com agonistas dos$_2$ -adrenoceptores, benzodiazepinas ou acepromazina para ultrapassar o efeito secundário de relaxamento muscular deficiente da cetamina e melhorar o estado de anestesia. As benzodiazepinas têm um efeito mínimo no sistema respiratório, na frequência cardíaca, na temperatura rectal e provocam um bom relaxamento muscular, podendo ser utilizadas para curar convulsões (Taylor, 1991; Hall, et.al., 2001). Por isso, a combinação de cetamina e benzodiazepinas é preferível para animais debilitados. A xilazina é um sedativo e analgésico útil em ruminantes e está rotulada para utilização em bovinos e ovinos. Os principais efeitos secundários são a timpania ruminal, o recuo do animal em doses elevadas e a hipoxemia; no entanto, o jejum diminui a incidência de timpania ruminal e o oxigénio inspirado suplementar pode compensar a hipoxemia. É o fármaco$_2$ - agonista mais frequentemente utilizado em combinação com a cetamina para a indução e manutenção da anestesia em ovinos. A adição de xilazina aumenta o grau de analgesia e prolonga a anestesia, mas causa depressão respiratória. A utilização IM da mistura de xilazina-cetamina numa injeção é utilizada como anestesia geral em ovinos numa dose de 10 mg/k.g B.W de cetamina e 0,2 mg/k.g B.W de xilazina. A cetamina proporciona 31,08±2,8 minutos de anestesia, com boa analgesia, bom relaxamento muscular e recuperação rápida e suave. Embora todos os reflexos não tenham sido abolidos durante a anestesia, o inchaço também não se desenvolveu, embora os animais não estivessem em jejum (Abid, 2004). A combinação cetamina-xilazina pode ser utilizada como uma combinação anestésica mais adequada em procedimentos cirúrgicos experimentais, como a cirurgia maxilofacial, do que a combinação cetamina-diazepam em ovinos (OzKan *et al.*, 2010). O tiopental é um barbitúrico de ação ultracurta que tem um tempo de indução rápido e uma duração de anestesia curta devido à acumulação nos tecidos do corpo, pelo que o tempo de recuperação pode ser retardado. Pode ser utilizado em ovinos apenas para indução da anestesia, sendo a manutenção efectuada com outros fármacos anestésicos, como os anestésicos inalatórios (Taylor, 1991; Galatos, 2011; Dzikiti, 2013). O propofol caracteriza-se pela ausência de analgesia, indução rápida e suave, curta duração da anestesia, com tempo de recuperação rápido em comparação com o tiopental (Prassinos, *et al.* 2005), pois não tem o carácter acumulativo do tiopental. É utilizado em ovinos para a indução da anestesia e pode ser utilizado para a manutenção da anestesia através de uma infusão constante (Lin, et al., 1997; Galatos, 2011; Dzikiti, 2013).

2-4 Anestesia equilibrada:

Anestesia balanceada é a técnica na qual vários agentes diferentes são combinados para produzir um efeito desejado. A combinação de mais de um fármaco em pequenas doses é utilizada para minimizar a dose e, subsequentemente, os efeitos secundários de cada um desses fármacos. Refere-se à utilização de uma mistura destes fármacos em pequenas quantidades de cada um para evitar as desvantagens das grandes doses de qualquer um deles. Esta técnica requer uma compreensão clínica e farmacológica sistemática dos métodos de administração, da interação destes fármacos e da capacidade de gerir o doente antes, durante e após a administração da anestesia. Assim, numa técnica anestésica equilibrada, a anestesia é produzida através da utilização de vários fármacos, muitas vezes administrados por vias diferentes, que podem ser desintoxicados e excretados de formas diferentes. Na prática veterinária, especialmente na anestesia de pequenos animais, os fármacos inalantes são geralmente administrados isoladamente para manter a anestesia. Infelizmente, a função cardiopulmonar é reduzida de forma dependente da dose pelos medicamentos inalantes e o aprofundamento do nível de anestesia para modificar as respostas autonómicas a estímulos nocivos pode aumentar a morbilidade e a mortalidade. Por isso, o uso de anestesia balanceada é cada vez maior para minimizar o efeito dessas drogas no sistema cardiopulmonar. Tanto a técnica de anestesia intravenosa parcial (PIVA) (quando se utilizam os anestésicos e analgésicos injetáveis com a anestesia inalatória) (Duke, 2013), como a técnica de anestesia intravenosa total (TIVA) (quando apenas os fármacos injetáveis são utilizados durante todo o tempo de anestesia) (Dzikiti, *et al.,* 2010) são utilizadas na anestesia equilibrada. Os fármacos normalmente utilizados na PIVA incluem opióides, agonistas alfa-2 adrenérgicos, agentes anestésicos injetáveis e lidocaína. A maioria é administrada por infusão intravenosa. A anestesia intravenosa total (AIVT) é normalmente utilizada para anestesia em locais onde não existem instalações para anestesia inalatória, como no campo. Nos equídeos, são normalmente utilizadas técnicas anestésicas equilibradas que incluem a combinação de um anestésico volátil com pelo menos um anestésico injetável durante todo o período de manutenção. Os anestésicos injectáveis utilizados na anestesia equilibrada incluem o s_2 -agonistas, a lidocaína, a cetamina e os opióides, bem como os anestésicos com propriedades de relaxamento muscular, como as benzodiazepinas e a guaifenesina. A melhor forma de administrar estes anestésicos injectáveis é através de infusões de velocidade constante com base na farmacocinética do fármaco, o que permite concentrações estáveis e acções farmacodinâmicas previsíveis (Muir e Yamashita, 2000; Doherty e Valverde 2006; Valverde, 2013). A introdução de bombas de infusão computorizadas facilita a manutenção de uma concentração constante de fármacos no sangue e resolve os problemas da injeção repetida. A técnica de anestesia balanceada reduz a incidência de efeitos colaterais indesejáveis, como a depressão cardiopulmonar produzida em um paciente em planos cirúrgicos de anestesia, proporciona qualidade superior de anestesia e analgesia e melhora a recuperação, a analgesia pós-operatória e, em alguns casos, uma redução nos custos gerais de medicamentos (Doherty e Valverde, 2006; Duke, 2013).

2-5 Anestesia intravenosa total (TIVA):

A anestesia intravenosa total (AIVT) está se tornando uma técnica vital para a anestesia geral e um modelo anestésico estável para algumas espécies animais, especialmente cães e cavalos (Doherty e Valverde, 2006; Ortega e Cruz 2011; Valverde, 2013), também em ovelhas (Vesal e Oloumi, 1998) e, recentemente, em cabras (Dzikiti, 2013), quando a AIVT pode ser a única maneira praticamente possível de obter anestesia geral. É uma técnica que envolve o uso de apenas anestésicos injetáveis para indução e para manter uma profundidade adequada de anestesia para um nível direcionado de depressão do sistema nervoso central, como, por exemplo, hipnose para procedimentos diagnósticos ou anestesia cirúrgica para intervenções dolorosas (Dzikiti, 2013). Na prática veterinária, os fármacos anestésicos intravenosos são normalmente utilizados como agentes de indução para facilitar a intubação endotraqueal, enquanto os agentes anestésicos inalatórios constituem a base para a manutenção da anestesia geral. A anestesia por inalação pode não ser aplicável em todas as situações em que a anestesia é necessária. Nessas situações, a anestesia geral pode então ser mantida por fármacos intravenosos. A anestesia intravenosa (IVA), em vez da anestesia por inalação, poderá em breve tornar-se um meio convencional de administração de anestésicos, tanto para a indução como para a manutenção da anestesia na prática veterinária.

Nos cavalos, os fármacos anestésicos injectáveis foram amplamente utilizados antes da introdução dos anestésicos inalantes na década de 1960. O aumento das taxas de mortalidade com a anestesia por inalação e o desenvolvimento de novos compostos injetáveis mais seguros incentivam a reutilização da TIVA, para obter um baixo stress cardiopulmonar, reduzir as taxas de mortalidade, obter uma boa analgesia e melhorar a recuperação. Outra vantagem da TIVA é a diminuição da incidência de hipotensão intra-operatória. Muitas técnicas são usadas para administrar os fármacos anestésicos injetáveis, como injeções intermitentes, infusão por gotejamento, bomba de infusão e bomba de seringa computadorizada. A combinação de drogas mais comumente usada na TIVA em cavalos é a cetamina, um$_2$- agonista (xilazina, detomidina, medetomidina e romifidina), guaifenesina, benzodiazepinas e propofol (Doherty e Valverde, 2006). A anestesia pode ser induzida conforme descrito acima, e a combinação de cetamina e um alfa-2agonista com guaifenesina é o protocolo mais usado. Essa mistura também é conhecida como gotejamento triplo. A cetamina (11,5g) e a xilazina (500mg) são adicionadas a 1L de uma solução de guaifenesina a 5% e infundidas a uma velocidade de 2-3mL/kg/hora. Como a guaifenesina é eliminada lentamente, pode contribuir para a fraqueza na recuperação; assim, é aconselhável administrar a guaifenesina apenas durante a primeira hora de anestesia. Para além deste período, a anestesia é mantida com cetamina e xilazina diluídas numa solução electrolítica equilibrada (Doherty e Valverde, 2006).

Nos caprinos, a anestesia geral pode ser induzida com os mesmos fármacos habitualmente utilizados noutras espécies. Estes agentes de indução incluem a tiopentona, o propofol e a cetamina, que podem ser administrados com ou sem pré-medicação em doses de 5mg/kg-20mg/kg, 3mg/kg-7mg/kg e 4mg/kg- 15mg/kg, respetivamente (Hall *et al.*, 2001; Dzikiti, 2013). Destes agentes de indução, o propofol e possivelmente a cetamina possuem perfis farmacocinéticos que os tornam adequados para a TIVA de manutenção da anestesia geral em caprinos (Dzikiti, 2013).

2-6 Cetamina:
A cetamina é um derivado da fenociclidina e da ciclohexamina, que se manifestou em meados da década de 1960 (Bergman, 1999), com a expetativa de atuar como um fármaco monoanestésico intravenoso, incluindo analgesia, amnésia, perda de consciência e imobilidade (Kohrs e Durieux, 1998). Produz um estado anestésico único (anestesia dissociativa) caracterizado por uma dissociação entre o sistema talamocortical e o sistema límbico (inibição das vias talmocorticais e estimulação do sistema límbico). Os pacientes estão geralmente conscientes e catalépticos ou parcialmente conscientes, mas incapazes de responder firmemente a estímulos físicos (dependendo da dose) (Kohrs e Durieux, 1998; Bergman, 1999). A cetamina é um anestésico dissociativo de curta duração para a contenção química e a anestesia cirúrgica de

animais domésticos e não domésticos (De Lucas *et al.*, 2007). Pode ser utilizada isoladamente ou em combinação para sedação pré e intra-operatória, indução e manutenção da anestesia, aplicações anestésicas equilibradas, anestesia regional e espinal e analgesia pós-operatória (Ozkan *et al.*, 2010; Malik *et al.*, 2011). Em ovinos, a combinação cetamina-xilazina pode ser utilizada como uma combinação anestésica mais adequada em procedimentos cirúrgicos experimentais, como a cirurgia maxilofacial, do que a combinação cetamina-diazepam (Ozkan *et al.*, 2010).

2-6-1 Estrutura química:

A cetamina é o cloreto de 2-(O-clorofenil)-2-(metilamina)-ciclo-hexanona

(Bergman, 1999).

2-6-2 Mecanismo de ação:

A cetamina é um antagonista não competitivo do recetor NMDA. O recetor NMDA, membro da família dos receptores de glutamato, é um exemplo de recetor acoplado a um canal iónico com propriedades excitatórias que está envolvido no mecanismo da anestesia geral, da analgesia e também da neurotoxicidade (Hirota e Lambert, 1996; Bergman, 1999). O canal é permeável ao Ca^{2+} e, em menor grau, ao Na^+ e ao K^+. A cetamina liga-se ao recetor de fenciclidina no canal NMDA de forma não competitiva. Interage também com múltiplos locais de ligação, como os receptores de glutamato não NMDA, os receptores colinérgicos nicotínicos e muscarínicos e os receptores monoaminérgicos e opióides (Kohrs e Durieux, 1998; Bergman, 1999). A cetamina pode produzir um efeito anestésico local ligeiro através da inibição dos canais de Na+ neuronais, bem como vasodilatação cerebral através da inibição dos canais de Ca++ (Meyer e Fish, 2008).

2-6-3 Efeito da cetamina no sistema cardiovascular:

A cetamina parece estimular o sistema cardiovascular, produzindo um aumento da frequência cardíaca, do débito cardíaco e da pressão arterial (Hass e Herper, 1992; Bergman, 1999). Tem a capacidade de aumentar a concentração de catecolaminas ciculatárias através da inibição da recaptação neuronal (Hass e Herper, 1992). Existem também algumas evidências de que a cetamina tem um efeito adrenérgico direto, ligando-se diretamente aos receptores adrenérgicos a - e 0. Estas observações sugerem fortemente que o efeito simpaticomimático da cetamina se deve a uma combinação de estimulação aumentada do sistema nervoso simpático mediada centralmente, um possível efeito direto e o efeito da cetamina no bloqueio da recaptação de catecolaminas (Bergman, 1999). Na gota, a combinação cetamina-xilazina é responsável pela diminuição da pressão arterial ateral, bradicardia, aumento da PaCO2, diminuição do pH e hipotermia durante a anestesia (Afshar *et al.*, 2005). A cetamina tem um efeito contraverso no ritmo cardíaco, podendo aumentar ou diminuir o ritmo do coração. As disritmias cardíacas são pouco frequentes após a administração de cetamina, embora alguns estudos em animais sugiram que a cetamina sensibiliza o miocárdio ao efeito disritmogénico da epinefrina (Hass e Herper, 1992; Bergman, 1999). Devido ao seu efeito cardiovascular, a cetamina tem a capacidade de manter a pressão arterial, pelo que se aconselha a sua utilização em doentes com cardiopatia congénita cianótica, doentes hipovolúmicos e doentes com choque cardiogénico (Hass e Herper, 1992). Em ovinos, a combinação de acepromazina-cetamina causou uma inibição do sistema cardiovascular, como a diminuição da pressão sanguínea e da frequência cardíaca (Afsher *et al.*, 2005).

2-6-4 Efeito da cetamina no sistema respiratórioe:

A cetamina é um depressor respiratório ligeiro (Haas e Harper, 1992). Provoca um desvio da curva dose-resposta de CO para a direita, de forma relacionada com a dose, mas não altera a inclinação da curva. O impulso respiratório para o CO pode ser deprimido em até 15 a 22%. Este efeito é semelhante ao dos opióides, mas diferente do dos hipnóticos e anestésicos mais sedativos, sugerindo que os receptores opióides podem desempenhar um papel no efeito depressor respiratório. Em estudos clínicos, os efeitos foram observados apenas em doses elevadas. Alguns relatos de casos descrevem depressão respiratória após injeção intravenosa rápida, mas também após utilização pediátrica de rotina de cetamina administrada por via intramuscular (Reich e Silvay, 1989; White e Ryan, 1996; Sinner e Graf, 2008). Em doses recreativas, não é provável que ocorra depressão respiratória, mas esta não pode ser totalmente excluída. A cetamina tem um efeito broncodilatador e os reflexos faríngeo e laríngeo são mantidos (Hall *et al.*, 2001). Em ovinos, a combinação de acepromazina-cetamina causou uma inibição da frequência respiratória aos 45 e 60 minutos, a PaO2 diminuiu significativamente aos 5, 15 e 45 minutos e a PaCO2 aumentou aos 5 minutos (Afsher *et al.*, 2005).

2-6-5 Efeito da cetamina no sistema nervoso centrale:

A cetamina produz o chamado estado anestésico dissociativo, que tem sido descrito como uma dissociação funcional e electrofisiológica entre os sistemas talamo-neocortical e límbico. O estado clínico único produzido pela cetamina é tipicamente um estado de catalepsia em que os olhos permanecem abertos com um olhar nistágmico lento, enquanto os reflexos da córnea e da luz permanecem intactos. Na presença de anestesia cirúrgica adequada, observam-se graus variáveis de hiper tónus e movimentos ocasionais intencionais não relacionados com estímulos dolorosos. Estudos demonstraram a existência de atividade excitatória no tálamo e nos sistemas límbicos sem evidência clínica de atividade convulsiva após a administração de cetamina. Assim, seria pouco provável que a cetamina precipitasse convulsões em doentes com perturbações convulsivas e, de facto, dados experimentais sugerem que a cetamina tem propriedades anticonvulsivas e mesmo neuroprotectoras (Himmelseher *et al.*, 1996). O papel da cetamina, em particular em doses subanestésicas mais baixas, ganhou recentemente um interesse crescente no controlo da dor (Visser e Schug, 2006).

2-7 Xilazina :

A xilazina (Rampun)® é o cloridrato de 2(2,6-dimetilfenil amina)-4-H-5,6-di-hidro- 1,3-tiazina. É um fármaco agonista alfa-2, sedativo, analgésico e relaxante muscular, inicialmente desenvolvido em 1962 pela Bayer (Leverkusen, Alemanha) como fármaco anti-hipertensivo (Kastner, 2006; Hall et.al, 2001). Descobre-se que o fármaco tem efeitos depressores excessivos do sistema nervoso central, sendo posteriormente introduzido para uso veterinário. Os agonistas alfa-2 são normalmente utilizados em animais de grande porte para pré-medicação, sedação e analgesia (Lee, 2006). Os efeitos sedativos dos agonistas alfa-2 dependem da dose, têm um início rápido e resultam numa sedação ligeira até à reclinação.

Os ruminantes são muito sensíveis ao efeito da xilazina (Valverde e Doherty, 2008). É 10-20 vezes mais potente nos ruminantes do que noutras espécies. Entre os animais domésticos, os bovinos são os mais sensíveis, enquanto o suíno é bastante resistente à xilazina (Hall *et al.*, 2001). A xilazina, em ovinos, tem um desempenho analgésico potente e eficaz superior ao dos fármacos opióides. Considerando que os caprinos são mais sensíveis à xilazina do que os ovinos (Mogoa et al., 2000a,b; Galatos, 2011). Nos ovinos, tem uma semi-vida de eliminação curta e é rapidamente eliminada do plasma após administração intramuscular (IM) e intravenosa (IV) (Kastner, 2006). As doses de xilazina variam entre 0,02 e 0,2 mg/kg, sendo que a maior dose produz uma sedação profunda durante muitas horas (Hall, *et al.*, 2001). Atualmente, a xilazina é habitualmente utilizada isoladamente ou em combinação com outros fármacos em muitas

espécies de animais. Numerosas técnicas anestésicas que incorporam um$_2$ -agonista foram recomendadas e utilizadas com êxito nesta espécie, como a administração IV, IM, epidural e intratecal (Kastner, 2006). Em pequenos ruminantes, a detomidina e a xilazina produziram efeitos sedativos semelhantes, mas a analgesia foi consideravelmente melhor com a primeira (Khan *et al,*
2004). A xilazina pode ser administrada por injeção IV, IM ou SC, embora a via SC não seja muito fiável. As injecções não são irritantes, embora tenham sido notificados pequenos inchaços temporários no local da injeção IM de soluções concentradas em cavalos (Hall *et al.,* 2001).

A xilazina é utilizada em cavalos como sedativo ou pré-medicação antes da anestesia para melhorar o estado de recuperação da anestesia (Valverde *et al.,* 2013). A xilazina (1,1 mg/kg, IV, 2,2 mg/kg, IM) administrada a cavalos produz excelente sedação e analgesia durante um curto período de tempo quando utilizada como pré-medicamento para anestesia geral, a xilazina pode ser administrada numa dose de 0,4 mg/kg. Podem ocorrer bloqueio cardíaco e bradicardia após a administração de xilazina IV, mas raramente são observados após a injeção IM. A bradicardia grave (FC < 20) foi tratada com atropina (0,01 mg/kg, IV) (Thurmon *et al.,* 1996).

2-7-1 Estrutura química:
A xilazina é a 2- (2,6- dimetilfenil amino)-4H-5,5 di-hidro- 4H- 1,3-tiazina

(Hall *et al.*, 2001).

2-7-2 Mecanismo de ação:
Os receptores a$_2$ -adrenérgicos estão localizados em tecidos de todo o corpo, existem pré-sinapticamente e pós-sinapticamente em tecidos neuronais e não-neuronais e extra-sinapticamente na vasculatura, uma vez que o ligando endógeno para estes receptores é a norepinefrina em geral; os efeitos sedativos e analgésicos induzidos por agentes$_2$ -adrenérgicos ocorrem por acções num pequeno grupo de neurónios no tronco cerebral, o locus coeruleus, e os efeitos analgésicos são mediados pela ativação de receptores no corno dorsal da medula espinal. Os agentes a$_2$ -adrenérgicos parecem ter um efeito combinado de inibição pré-sináptica da libertação de transmissores aferentes das fibras c e de inibição pós-sináptica dos neurónios de transmissão do corno dorsal da medula espinal (Meyer e Fish, 2008).

2-7-3 Efeito da xilazina no sistema cardiovascular:
A xilazina causa depressão cardiovascular dependente da dose na injeção IV, embora esta seja menor após a injeção IM e extradural. Estes efeitos estão associados aos efeitos centrais e periféricos nos receptores alfa1 e alfa2. Os efeitos centrais sobre os receptores alfa2 diminuem a descarga simpática e a libertação de norepinefrina e conduzem a hipotensão e a uma redução do débito cardíaco. Os efeitos periféricos nos receptores alfa2 e alfa1 resultam num aumento da resistência vascular e da pressão arterial, o que provoca uma resposta parassimpática que resulta em bradicardia e bloqueio atrioventricular. Por conseguinte, é possível observar uma resposta bifásica caracterizada por hipertensão inicial de efeitos periféricos e hipotensão subsequente de efeitos centrais e periféricos (Valverde e Doherty, 2008). Pequenas doses de xilazina não causam efeitos apreciados no sistema cardiovascular. A injeção intravenosa de 0,15 mg kg de xilazina em ovinos teve apenas efeitos menores nas consultas cardiovasculares (Kastner, 2006). A xilazina

administrada por via intravenosa diminui significativamente a frequência cardíaca em animais não pré-medicados com fármacos anticolinérgicos (Hall *et al.*, 2001), podendo ocorrer efeitos cardiovasculares graves dependentes da dose, como bradicardia, dissociação AV ou bloqueio AV, depressão do miocárdio (diminuição do débito cardíaco) (Lee, 2008). A bradicardia é eficazmente prevenida pela administração de atropina ou
glicopirrolato. A diminuição da frequência cardíaca pode ser devida ao reflexo barorreceptor do seio carotídeo em resposta à hipertensão que ocorre após a xilazina. Além disso, a xilazina diminui a atividade simpática e aumenta a atividade vagal (England e Clark, 1996). A combinação xilazina-cetamina é responsável por uma diminuição da pressão sanguínea ateral, bradicardia, aumento da PaCO2, diminuição do pH e hipotermia em cabras anestesiadas (Afshar et al., 2005).

2-7-4 Efeito da xilazina no sistema respiratório:

O principal efeito adverso da xilazina em ovinos é sobre o sistema respiratório, provocando hipoxemia, hipercapnia e edema pulmonar. Mesmo que noutras espécies animais, como os cães, os valores de pH arterial, PaO2 e PaCO2 se mantenham inalterados após a administração de 1,1 mg/kg de xilazina IV (Hall *et al.*, 2001). Os pequenos ruminantes parecem ser mais sensíveis do que os bovinos aos efeitos dos agonistas alfa2 no sistema respiratório, sobretudo se estes fármacos forem administrados rapidamente por via intravenosa em doses elevadas. Em comparação com a injeção IM de doses baixas, observa-se um efeito mínimo na função cardiorrespiratória. Os efeitos respiratórios variam entre a taquipneia nos ovinos e a bradipneia noutros ruminantes, e observam-se efeitos indesejáveis nas trocas gasosas e nos gases sanguíneos nos ovinos e, em menor grau, noutros ruminantes. A resposta ao agonista alfa2 varia muito entre raças e entre indivíduos da mesma raça de ovinos (Valverde e Doherty, 2008). Também foi observada uma diminuição da frequência respiratória em cavalos que receberam xilazina (England e Clarke, 1996). Uma gama de doses de xilazina altera a mecânica respiratória e as trocas gasosas, causando taquipneia, aumento das pressões nas vias respiratórias e da resistência respiratória, diminuição da complacência pulmonar, edema pulmonar e hipoxemia com ou sem hipercapnia (Kastner, 2006), mas não se observam alterações significativas nos valores de pH arterial, PaO2 ou PaCO2 em póneis e cavalos que recebem xilazina. Quando 0,02-0,05 mg/kg de xilazina são administrados a ovelhas por via intravenosa durante a anestesia com halotano, a pressão das vias respiratórias aumenta e os valores de PaO2 diminuem acentuadamente. Foi registado um edema pulmonar agudo em ovinos que receberam xilazina, mas outros investigadores não registaram qualquer edema pulmonar, apesar de a frequência respiratória e os valores de PaCO2 estarem elevados (Thurmon *et al.*, 1996).

2-7-5 Efeito da Xilazina no Sistema Nervoso Central:

A xilazina induz sedação dependente da dose e depressão do sistema nervoso central em ovários (Kastner, 2006). A xilazina também induziu analgesia central e periférica associada a agonistas dos receptores alfa-2 (mediada por alfa-2) (Valverde e Doherty, 2008), e através de efeitos antinociceptivos centrais mediados por opiáceos endógenos e recetor g-opióide (Romero, *et al.,* 2013). Os receptores alfa-2 adrenérgicos localizados perifericamente (espinalmente) nas lâminas superficiais do corno dorsal da medula espinal, responsáveis pela analgesia mediada supra-espinalmente e espinalmente, e centralmente na área cinzenta periaquedutal do mesencéfalo, o local de origem das vias inibitórias descendentes da dor, modulam a libertação de norepinefrina. Em grandes e pequenos ruminantes, a sedação com xilazina provoca depressão nervosa que leva a alterações posturais (reclinação), para além de inconsciência e um estado próximo da anestesia geral (Hall *et.al.*2001;Kastner, 2006).

2-7-6 Efeito da xilazina no trato gastrointestinal:

A xilazina, que provoca salivação excessiva nos ruminantes, pode dever-se à diminuição da deglutição. Embora a salivação possa ser reduzida através da administração de atropina, a eficácia da atropina nos ruminantes é limitada (Hall et al., 2001). O mecanismo da diminuição da contratilidade intestinal induzida pela xilazina deve-se à inibição da acetilcolina libertada pelo plexo mesentérico parassimpático (plexo de Auerbach) (Thurmon et al., 1996). A utilização IM de uma mistura de xilazina-cetamina (10 mg/k.g de peso corporal de cetamina e 0,2 mg/k.g de peso corporal de xilazina), numa injeção em ovinos, não provoca inchaço, apesar de os animais não estarem em jejum (Abid, 2004). Observa-se que a xilazina provoca um aumento da ingestão de alimentos em ovelhas que se alimentam livremente após a recuperação (Mohammad, et al., 1996).

2-8 Tramadol:

O cloridrato de tramadol (T), (zylol)®, (searle)®, (tramal)®, (1RS,2RS)-2-[(dimetil amino) metil] -1-(3-metoxifenil)-ciclohexanol, é um analgésico de ação central estruturalmente relacionado com a codeína e a morfina. Foi introduzido recentemente na medicina veterinária. As propriedades farmacodinâmicas e farmacocinéticas e o potencial terapêutico deste fármaco são bem conhecidos no ser humano e são amplamente utilizados na dor aguda e crónica (Raffa *et al.*, 1992; Scott e Perry 2000; Giorgi, 2008). O tramadol produz o seu efeito antinociceptivo em animais e o seu efeito analgésico em seres humanos através de um mecanismo de ação opióide e não opióide (Cecilia, 2009). É mais eficaz no ser humano porque é metabolizado em metabolitos activos, o que leva a um aumento da duração da ação. Nos animais, parece haver uma gama de atividade em diferentes espécies que pode estar associada à formação de metabolitos activos. Foi relatado que é metabolizado mais rapidamente a metabolitos inactivos em cabras, cães e cavalos do que em gatos. A eficácia clínica do tramadol tem sido questionada em espécies que metabolizam principalmente esta molécula em metabolitos inactivos, sugerindo que este fármaco pode não ser adequado como tratamento eficaz e seguro para a dor como nos seres humanos (Giorgi, 2008). O tramadol é constituído por dois enantiómeros, contribuindo ambos para a atividade analgésica através de mecanismos diferentes. Este fármaco é utilizado há muito tempo para o tratamento da dor nos seres humanos. No cão, o tramadol pode ser aplicado com êxito na analgesia preventiva, uma vez que a recuperação da anestesia é acompanhada por uma analgesia adequada e está isenta de excitação e desconforto (Yazbek e Fantoni 2005).

2-8-1 Estrutura química:

Fórmula química: $C_{16}H_{25}NO_2$

(+/-)-*trans-2-dimetilaminometil-1*(3-metoxifenil)ciclohexanol (McClellan e Scott, 2003).

2-8-2 Mecanismo de ação:

O cloridrato de tramadol é um analgésico opióide sintético de ação central. Embora o seu modo de ação não seja completamente compreendido, é definido como um opióide fraco porque tem uma afinidade relativamente baixa para os receptores ii-opióides, que são o principal alvo dos opióides. O tramadol é um agente opióide atípico com atividade multimodal. Ao inibir a recaptação da noradrenalina e da serotonina, para além da ativação dos i-opióides, a inibição dos receptores i-opióides do tramadol é responsável apenas por uma parte da eficácia analgésica do tramadol, uma vez que tem afinidades semelhantes para os receptores i-opióides, noradrenalina e locais de recaptação neuronal da 5-hidroxitriptamina (5-HT, serotonina). O tramadol reduz simultaneamente a sinalização aferente da dor e amplifica a sinalização inibitória eferente (Raffa et al., 1992).

2-8-3 Efeitos do Tramadol no sistema cardiovascular:

O tramadol pode aumentar a frequência cardíaca e a pressão arterial sistólica e diastólica. Pensa-se que estas acções resultam de um mecanismo simpaticomimético opióide, mas não são clinicamente significativas nas doses recomendadas em voluntários humanos saudáveis ou em doentes com doenças cardíacas (Williams, 1997). Em doses terapêuticas, o tramadol em cães não tem efeito sobre a frequência cardíaca, a função ventricular esquerda ou o índice cardíaco. Foi observada hipotensão ortostática (Raffa et al., 1992; Giorgi et al., 2010). Em gatos, provoca uma elevação transitória da frequência cardíaca nos primeiros cinco minutos quando misturado com cetamina como protocolo anestésico para gatos (Al-Bdeery, 2009).

2-8-4 Efeitos do tramadol no sistema respiratório:

Em humanos e cães, produz menos depressão respiratória para um determinado efeito analgésico. O potencial de depressão respiratória está normalmente associado aos analgésicos opióides e ocorre devido a uma diminuição da sensibilidade do centro respiratório ao dióxido de carbono, o que resulta numa diminuição do volume corrente e da frequência respiratória (Lee *et al.* 1993). O tramadol parece afetar menos a frequência respiratória do que a nalbufina. Deve notar-se, contudo, que após uma dosagem excessiva, como em situações de sobredosagem, o tramadol pode produzir depressão respiratória potencialmente fatal (Scott e Perry, 2000; Giorgi, 2008). Provoca uma diminuição significativa da frequência respiratória nos gatos entre 15-30 minutos de anestesia com a combinação de cetamina e tramadol (Al-Bdeery, 2009).

2-8-5 Efeitos do Tramadol no sistema nervoso central:

O tramadol produziu alguns efeitos no SNC, nomeadamente: tonturas, sedação, dores de cabeça (geralmente 16-33% dos doentes) e, em menor grau, euforia, estimulação do SNC (por exemplo, tremores, agitação, ansiedade, alucinações), disforia e convulsões (entre 1-14%) (Willams, 1997). Em particular, menos de 1% dos pacientes sofreram convulsões, e verificou-se que estavam ligados a predisposições como epilepsia, abstinência de álcool / drogas ou terapia antidepressiva. Em gatos, a dose de 12 mg/kg de tramadol por via intramuscular provoca convulsões graves (Al-Bdeery, 2009).

Por outro lado, estudos efectuados em ratos revelaram que o tramadol tem algum efeito anticonvulsivo que parece ser mediado pelo recetor K, uma vez que não é afetado pelo antagonista DA LI- naloxona (Manocha et al., 1998).

2-8-6 Efeitos do tramadol no trato gastrointestinal:

Os doentes que tomaram tramadol notificaram alguns efeitos gastrointestinais. Estes incluem náuseas, vómitos e obstipação (9-40%), com um número limitado (<5%) a referir uma alteração do apetite. Em doentes obstétricas, o tramadol produziu mais efeitos eméticos (náuseas) do que a morfina ou a petidina (Scott e Perry, 2000). Em animais de laboratório, observam-se os mesmos efeitos (Herbert, et al., 2007), que são particularmente observados após uma administração intravenosa rápida, para além de vómitos e suores. No entanto, o potencial de obstipação parece ser significativamente menor para o tramadol (Wilder-Smith, *et al.,* 1999) do que para doses equipotentes de codeína e paracetamol/aspirina (McClellan e Scott, 2003).

2-8-7 Utilizar clinicamente para a dor aguda:

O tramadol foi utilizado pela primeira vez na analgesia terapêutica de seres humanos na Alemanha em 1977. Desde então, a sua utilização generalizou-se, tendo sido registado e comercializado na maioria dos países em 2005. O tramadol foi avaliado clinicamente em todas as divisões cirúrgicas, incluindo cirurgia geral, ortopédica, pediátrica e cardiotorácica. Em geral, o tramadol tem sido descrito como um analgésico opióide de ação central com potência/eficácia semelhante à da petidina, mas tem sido comparado favoravelmente com vários agentes analgésicos em situações agudas (Shipton, 2000).

2-8-8 Os efeitos secundários do Tramadol:

Nos seres humanos, existem muitos efeitos secundários do tramadol que são registados de acordo com a dependência da dose. estes incluem:

-Anafilaxia: dificuldade em respirar, hipotensão e paragem cardíaca.

-Sistema nervoso central: convulsões, tonturas, cefaleias, nervosismo, tremores, perturbações do sono, ansiedade, marcha anormal, confusão parestésica, perturbações da coordenação, estimulação do SNC, labialidade emocional, agitação e alucinações.

-Trato gastrointestinal: diarreia, vómitos, obstipação, flatulência, boca seca, anorexia, dores abdominais e dispepsia.

-Pele: prurido, vesículas de erupção cutânea e diaforese.

-Sistema respiratório: dispneia.

-Musculo-esquelético: hipertonia

-Renal: retenção urinária, disúria e frequência urinária

-Genitais: sintomas da menopausa.

-Ocular: perturbações visuais (Generali e Heaton, 1999).

2-9 Paracetamol:

O paracetamol (Sinónimo: acetaminofeno) é uma substância antipirética e analgésica do grupo para-aminopheol dos anti-inflamatórios não esteróides. É utilizado em medicina humana para dores ligeiras a moderadas e pirexia e está disponível numa vasta gama de preparações. A dose oral habitual para adultos é de 0,5 a 1 g (aproximadamente 8,3 a 16,7 mg/kg de peso corporal) a cada 4 a 6 horas, até um máximo de 4 g (aproximadamente 66,7 mg/kg de peso corporal) por dia. (Dogrul, et al., 2012). A OMS recomendou que o paracetamol fosse utilizado como ponto de partida para todos os regimes analgésicos e é um ingrediente importante em numerosos analgésicos sujeitos a receita médica e medicamentos de venda livre (OMS, 2009). Em comparação com outros analgésicos, o paracetamol é preferido como agente de primeira linha porque é barato, seguro e relativamente isento de efeitos secundários. Não altera o humor e não causa tolerância, vício, dependência ou abstinência. A sua eficácia foi demonstrada numa grande variedade de síndromes dolorosos agudos e crónicos (Bannwarth e Pehourcq 2003; Schug 2006). Pode ser utilizado com segurança durante a gravidez e a lactação (Prescott, 1996). Devido a esta segurança, o paracetamol desempenha um papel particularmente importante no tratamento de doentes cirúrgicos no momento da alta, devido à sua ampla disponibilidade comercial e à ausência de restrições legais associadas aos analgésicos opiáceos potentes (Apfelbaum *et al.* 2003). O receio da dependência de opiáceos e o facto de se evitarem os seus efeitos adversos também leva a que, neste contexto, um maior número de doentes recorra ao paracetamol.

O paracetamol também é adequado para ser combinado com outros analgésicos e demonstrou melhorar a qualidade da analgesia e reduzir a necessidade do doente de um alívio mais forte da dor (Cobby *et al.* 1999). O paracetamol demonstrou ser poupador de morfina (Delbos e Boccard 1995; Korpela *et al.* 1999; Hernandez-Palazon *et al.* 2001; Fayaz *et al.* 2004).

Embora se afirme habitualmente que o paracetamol actua a nível central, dados recentes implicam um efeito inibitório sobre a atividade das enzimas periféricas que sintetizam prostaglandinas e ciclo-oxigenase (Hinz e Brune 2012).

O paracetamol e o tramadol constituem uma combinação racional, uma vez que o mecanismo de ação e a farmacocinética destes agentes são complementares. Estudos in vivo em ratos mostraram que o paracetamol e o tramadol produzem uma verdadeira sinergia numa gama de doses quando os dois tratamentos são utilizados em conjunto (Schug, 2006).

O paracetamol oral é um dos analgésicos mais utilizados, e a recente introdução de uma formulação intravenosa de paracetamol aumentou a sua utilização em contextos pós-operatórios e perioperatórios (Smith, 2009; Toussaint et al., 2010; Jahr e Lee, 2010; Yeh e Reddy, 2012; Pasero e Stannard, 2012).

A acetaminofena é considerada um inibidor muito fraco das prostaglandinas, com níveis de analgesia comparáveis aos dos AINE, mas sem propriedades anti-inflamatórias, uma vez que não se concentra nas zonas de inflamação. O acetaminofeno tem a função de inibir a síntese de PGs no sistema nervoso central e de bloquear os impulsos nociceptivos a nível periférico (Graham e Scott, 2003).

O paracetamol oral é rapidamente absorvido pelo intestino delgado e tem um início de ação de aproximadamente 30 minutos e uma duração de ação de quatro horas. O paracetamol passa rapidamente para o líquido cefalorraquidiano e para o cérebro, onde exerce o seu principal efeito analgésico. O paracetamol sofre um extenso metabolismo hepático de primeira passagem (substrato de CYP 1A2, 2E1, 3A4). Verificou-se que o paracetamol e o tramadol intravenosos proporcionam uma boa cobertura analgésica após cirurgia cardíaca realizada com esternotomia na linha média sem afetar a função cardio-respiratória (Kela, *et al.*, 2011). Nos seres humanos e nos animais, o paracetamol é metabolizado no fígado (Wurthwein *et al.*, 2005; Duggan e Scott, 2009).

O paracetamol é menos utilizado na prática veterinária. É utilizado em suínos como pré-mistura medicamentosa a 10% numa dose de 15 a 30 mg/kg de peso vivo/dia durante 3 a 5 dias consecutivos no tratamento de estados de doença dolorosos associados a pirexia. Em alguns Estados-Membros, o pó oral contendo paracetamol é também utilizado em bovinos para distúrbios de fermentação e acetonemia. Em cães, é utilizado experimentalmente para afecções cardíacas (Emea, 1999; Merrill, *et al.*, 2004; 2007)

2-9-1 Estrutura química:

O acetaminofeno tem uma DCI: Paracetamol. A sua denominação química é N- (4-hidroxifenil) acetamida. A sua estrutura é apresentada na figura

Estrutura química do paracetamol (N-acetil p-aminofenol, Acetaminofeno **APAP**) (Wurthwein et al., 2005) .

2-9-2 Mecanismo de ação:

O acetaminofeno, também conhecido como paracetamol, é um medicamento anti-inflamatório não esteroide com potentes acções antipiréticas e analgésicas, mas com uma atividade anti-inflamatória muito fraca. Quando administrado a seres humanos, reduz os níveis de metabolitos de prostaglandinas na urina, mas não reduz a síntese de prostaglandinas pelas plaquetas sanguíneas ou pela mucosa do estômago (Botting, 2000). O paracetamol tem um efeito analgésico central que é mediado pela ativação das vias serotoninérgicas descendentes. Existe um debate sobre o seu principal local de ação, que pode ser a inibição da síntese de prostaglandinas (PG) ou através de um metabolito ativo que influencia os receptores canabinóides. A prostaglandina H2 sintetase (PGHS) é a enzima responsável pelo metabolismo do ácido araquidónico para a instável PGH2. As duas principais formas desta enzima são a PGHS-1 constitutiva e a PGHS-2 induzível. A PGHS é constituída por dois sítios: um sítio da ciclo-oxigenase (COX) e um sítio da peroxidase (POX). A conversão do ácido araquidónico em PGG2 depende de um radical tirosina-385 no local da COX. A formação de um catião radical ferryl protoporfirina IX a partir do agente redutor Fe3+ no local da POX é essencial para a conversão da tirosina-385 na sua forma radicalar. O paracetamol actua como co-substrato redutor no local

da POX e diminui a disponibilidade do catião radical ferry1 protoporfirina IX. Este efeito pode ser reduzido na presença de enzimas lipoxigenase geradoras de hidroperóxidos no interior da célula (tom peroxídico) ou por inundação do local da POX com substrato como a PGG2. O tónus do peróxido e a inundação explicam a ausência de efeito analgésico periférico, efeito plaquetário e efeito anti-inflamatório do paracetamol. Em alternativa, os efeitos do paracetamol podem ser mediados por um metabolito ativo (p-aminofenol). O p-aminofenol é conjugado com o ácido araquidónico pela amida hidrolase dos ácidos gordos, formando o AM404. O AM404 exerce o seu efeito através dos receptores canabinóides. Pode também atuar através de PGHS, particularmente em áreas do cérebro com concentrações elevadas de amida hidrolase de ácidos gordos (Anderson, 2008;
Oscier e Milner, 2009).

2-9-3 Efeitos do paracetamol no organismo:

Nos seres humanos, o paracetamol tem poucas interações medicamentosas clinicamente significativas. As mais notáveis são: 1. O uso prolongado de paracetamol pode aumentar o efeito anticoagulante das cumarinas e pode inibir o metabolismo do busulfan; 2. A absorção do paracetamol pode ser aumentada pela metoclopramida e reduzida pela colestiramina; e 3. A probenecida pode reduzir para quase metade a depuração do paracetamol ao inibir a conjugação com o ácido glucurónico. A sobredosagem de paracetamol apresenta-se como palidez, náuseas, vómitos, anorexia e dor abdominal. As pessoas com sobredosagem de paracetamol podem apresentar lesões hepáticas, manifestadas pela elevação das transaminases hepáticas oito horas após a ingestão da sobredosagem. A sobredosagem de paracetamol apresenta-se com palidez, náuseas, vómitos, anorexia e dor abdominal. Podem também ocorrer alterações do metabolismo da glucose e acidose metabólica. O envenenamento grave pode evoluir para insuficiência hepática, encefalopatia, coma e morte (Brok, *et al.,* 2006; Hodgman e Garrard 2012)

Capítulo 3

Materiais e métodos
3-1 Materiais utilizados no estudo:

Não.	Instrumentos e medicamentos	Empresa
1	Estetoscópio	Litman®, EUA
2	Termómetro	Zeal®, Inglaterra
3	Tamanho da seringa 5, 10, 20 ml	Medico, Síria
4	Corda para amarrar	Iraque
5	Povidona 10%	Laboratório Inter Pharma, Síria
6	Algodão	Kardelen® , Turquia
7	Agulhas hipodérmicas calibres 23, 22, 19, 18	Medico, Síria
8	Cetamina	Ampola de cloridrato de cetamina: 500 mg/10 ml. Astra pin, Alemanha
9	Tramadol	Tramadol HCl, 100 mg/2ml. mepha LLC Aesch-Basel, Suíça.
10	Paracetamol	Paracetamol Injeção 500 mg/5ml Ajanta pharma. Índia.
11	Xilazina	Rompun® (2% Xilazina Cloridrato). Grupo Bayer

3-2 Animais de laboratório e projeto experimental:

O estudo foi efectuado em 30 ovinos adultos saudáveis de raça local, de ambos os sexos, com um peso de 27,4±2,46 kg e idades compreendidas entre 12 e 18 meses. Os animais foram alojados nas mesmas condições ambientais. Todos os animais foram divididos em seis grupos diferentes, cinco animais (n=5) de cada grupo (G1, G2, G3, G4, G5 e G6), cada grupo recebeu um protocolo anestésico diferente.

Experimental Design

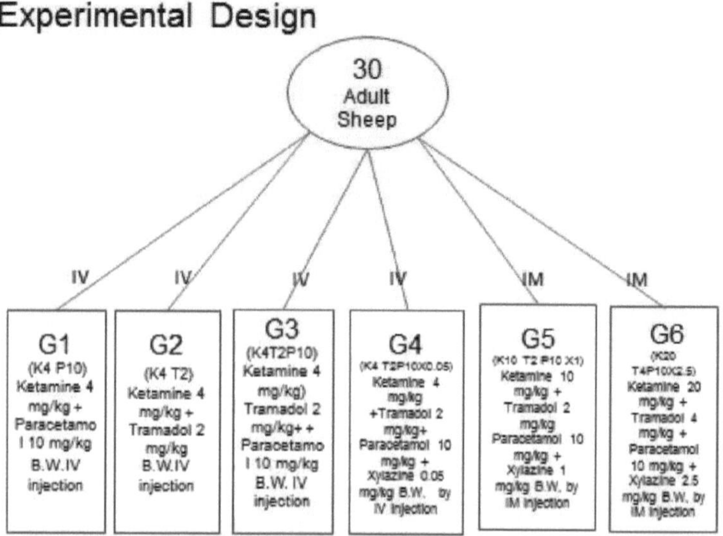

G1: administração de injeção IV (K4 P10) Cetamina 4mg/kg +Paracetamol 10mg/kg B.W.

G2: administração de injeção IV (K4 T2) Tramadol 2mg/kg + Cetamina 4mg/kg B.W.

G3: administração de injeção IV (K4 T2 P10) Tramadol 2 mg/kg+ Cetamina 4mg/kg+ Paracetamol 10mg/kg B.W.

G4: administração de injeção intravenosa (K4 T2 P10X0,05) Tramadol 2mg/kg + Cetamina 4mg/kg + Paracetamol 10mg/kg + Xilazina 0,05mg/kg B.W.

G5: administração de injeção IM (K10 T2 P10 X1) Cetamina 10mg/kg + Tramadol 2mg/kg + Paracetamol 10mg/kg + Xilazina 1mg/kg B.W, por injeção IM.

G6: administração de injeção IM (K20 T4 P10 X2.5) Cetamina 20mg/kg + Tramadol 4mg/kg + Paracetamol 10mg/kg + Xilazina 2,5mg/kg B.W. (Grant e Upton, 2004).

Preparação dos animais:

A área da veia jugular direita foi preparada para a cirurgia asséptica (clipagem, raspagem e aplicação de antissético). Os animais do G1, G2, G3 e G4 foram injectados IV na veia jugular com a mistura dos fármacos anestésico e analgésico (protocolo anestésico), enquanto os animais do G5 e G6 foram injectados por via IM nos músculos da coxa.

Os animais foram submetidos a um jejum de 24 horas e à retenção de água 12 horas antes da anestesia. Os quatro membros do animal foram amarrados e o animal foi colocado em decúbito lateral por pelo menos 30 minutos antes de fazer a leitura (leitura do tempo zero) dos sinais vitais (FC, FR e RT), para minimizar o efeito dos movimentos do animal nos sinais vitais. Os fármacos de cada protocolo anestésico foram misturados na mesma seringa antes de serem administrados ao animal e, em seguida, foram administrados com o animal em decúbito lateral. A amarra foi solta após a administração dos fármacos.

3-3 Foram registados os parâmetros vitais:

A frequência respiratória normal (FR) (respiração/minuto) foi registada através da contagem do movimento torácico; a frequência cardíaca (FC) (batimentos/minuto) foi registada com um estetoscópio. A temperatura rectal (TR) foi medida com um termómetro (Afshar, *et al.,* 2005) e o movimento do rúmen foi medido por palpação profunda da região do flanco durante 5 minutos. Antes da administração dos fármacos, foram registados os valores de referência da FR, FC e TR, bem como outros sinais vitais. A leitura antes da anestesia (leitura no tempo zero) foi considerada como a leitura de controlo no mesmo animal. Em seguida, as leituras foram repetidas aos 5, 10, 15, 20, 30, 45 e 60 minutos após a administração do fármaco (ou até a recuperação do animal). O tempo de indução, a duração da anestesia, a duração da anestesia cirúrgica, o grau de analgesia do membro e do flanco, o grau de relaxamento muscular e o tempo de recuperação também foram registados para cada animal.

- **Tempo de indução**: Foi o tempo decorrido desde a injeção dos agentes anestésicos até à perda de consciência (imobilização satisfatória), também registada.
- **Duração da anestesia**: período que se estende desde a perda de consciência (perda de consciência e desenvolvimento de analgesia com ou sem relaxamento muscular) até à recuperação do animal da anestesia.
- **Duração da anestesia cirúrgica: Trata-se** de um plano de anestesia geral que proporciona inconsciência, relaxamento muscular e analgesia suficientes para uma cirurgia indolor.
    - **Grau de analgesia** : Ausência de dor, criada por (picada de agulha na pele e também por beliscão no dígito da ovelha), grau ligeiro de analgesia +, analgesia moderada ++ e analgesia profunda +++), (Rostami e Vesal 2011)
    - Foi registado **o grau de relaxamento muscular** criado pelo relaxamento dos membros, por flexão e extensão dos membros, e graduado em: sem relaxamento muscular = 0 (quando o animal está consciente), relaxamento muscular mínimo = +1, relaxamento muscular moderado = +2, e relaxamento muscular acentuado = +3 (Lin, et al., 1994).
    - **Tempo de recuperação:** O tempo durante o qual o animal volta a estar consciente e é capaz de regressar à posição normal (levantar a cabeça, ficar em decúbito esternal, ficar sozinho e conseguir andar), o que ocorre após a eliminação dos fármacos anestésicos do cérebro abaixo de um determinado nível.

3-4 Análise estatística:

Os dados obtidos foram analisados estatisticamente usando o teste ANOVA de uma via para encontrar a significância entre os tempos antes e depois da administração do medicamento e entre os grupos usando o programa SPSS com $P<0,05$ (SPSS, 2008).

Capítulo 4

Resultados

4-1 Os protocolos sem xilazina: (via de administração IV).

A leitura da FC, RR, RT, o movimento do rúmen, o relaxamento muscular, a analgesia dos membros e a analgesia do flanco foram registados uma única vez após 5 minutos da administração da mistura dos fármacos anestésicos, quando os animais recuperaram e o estado de anestesia terminou.

A leitura da FC aumentou após 5 minutos da administração das drogas anestésicas mais do que a leitura antes da anestesia (leitura no tempo zero), em G1, G2 e G3 (Fig.1).

A leitura da FR em todos os grupos G1, G2 e G3 após 5 minutos da administração dos fármacos foi significativamente elevada e aumentou acentuadamente em relação ao controlo [a leitura antes da anestesia (leitura no tempo zero)]. No G2, o aumento foi mais do que o dobro (71,6 ± 5,66) respiração/minuto, em comparação com (25,6 ± 5,63) respiração/minuto antes da anestesia (fig. 2).

A temperatura rectal tanto no G1 como no G2 diminuiu após 5 minutos de anestesia em relação ao controlo, enquanto no G3 se verificou um ligeiro aumento sem significado (Fig. 3).

O relaxamento muscular foi ligeiro em G1, G2 e G3, enquanto a analgesia dos membros e a analgesia do flanco foram moderadas em G1, mais do que ligeiras em G2 e G3 (Fig. 4, 5, 6).

O movimento do rúmen manteve-se no G1, diminuiu no G2 e aumentou no G3 em comparação com o controlo (a leitura antes da anestesia) (Fig. 7).

O tempo de indução foi de 53,2±3,2, 60 e 68±13,19 segundos no G1, G2 e G3, respetivamente. A anestesia cirúrgica foi de 2,8±0,73, 5 e 5 minutos no G1, G2 e G3, respetivamente. O tempo total de recuperação foi de 4,8±0,8, 5,4±0,74 e 3±0,54 minutos em G1, G2 e G3, respetivamente (Fig. 8).

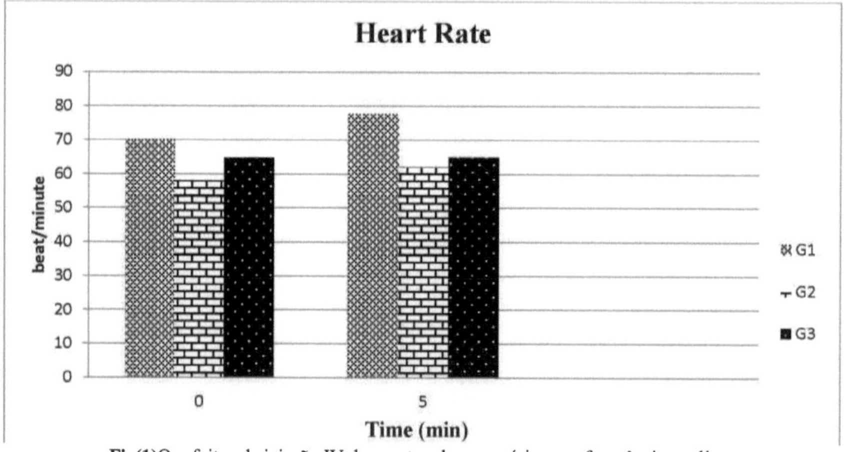

Fig(1)Os efeitos da injeção IV dos protocolos anestésicos na frequência cardíaca (batimento/minuto).G1(K4P10),G2(K4T2),G3(K4T2P10). K=Cetamina P=Paracetamol, T=Tramadol

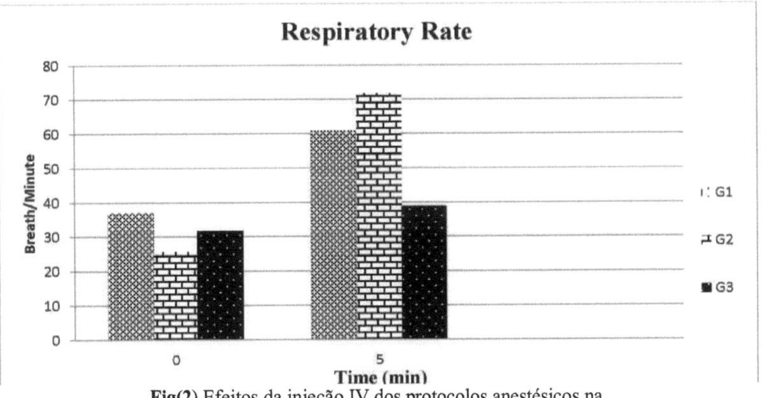

Fig(2) Efeitos da injeção IV dos protocolos anestésicos na frequência respiratória (respiração/minuto): G1(K4P10), G2(K4T2), G3(K4T2P10) K= Cetamina, T= Tramadol, P= Paracetamol

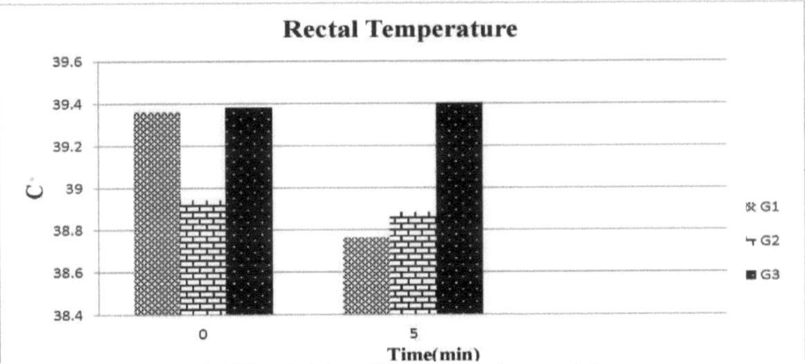

Fig(3) Efeitos da injeção IV dos protocolos anestésicos na temperatura rectal (C)G1(K4P10) G2(K4T2) G3(K4T2P10) K=Cetamina, P=Paracetamol, T=Tramadol

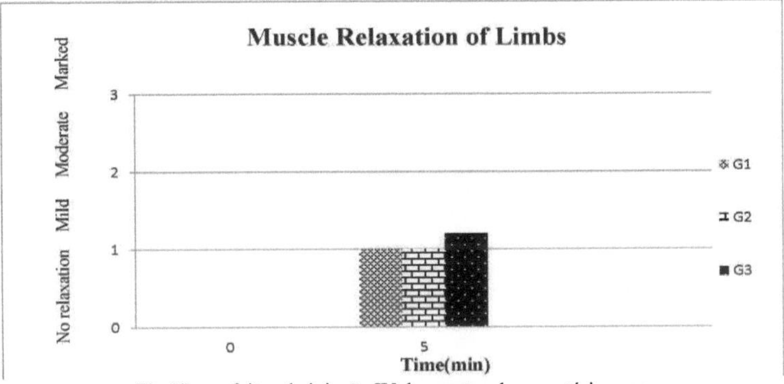

Fig.(4) os efeitos da injeção IV dos protocolos anestésicos no relaxamento muscular: G1(K4P10) G2(K4T2) G3(K4T2P10) K=Cetamina, T= Tramadol, P= Paracetamol

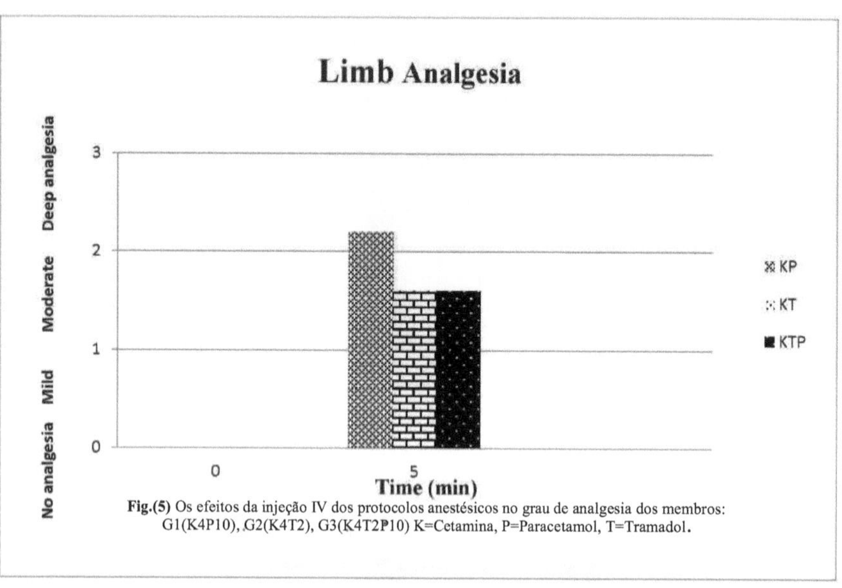

Fig.(5) Os efeitos da injeção IV dos protocolos anestésicos no grau de analgesia dos membros: G1(K4P10), G2(K4T2), G3(K4T2P10) K=Cetamina, P=Paracetamol, T=Tramadol.

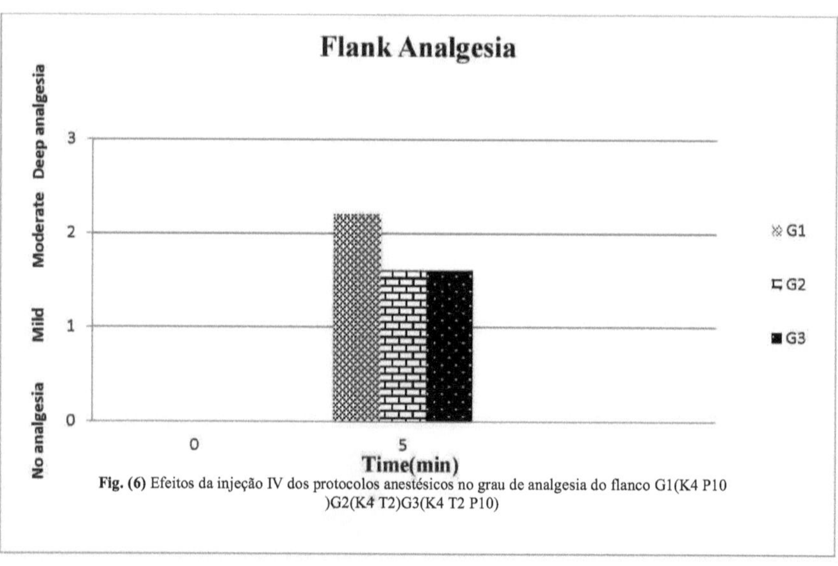

Fig. (6) Efeitos da injeção IV dos protocolos anestésicos no grau de analgesia do flanco G1(K4 P10)G2(K4 T2)G3(K4 T2 P10)

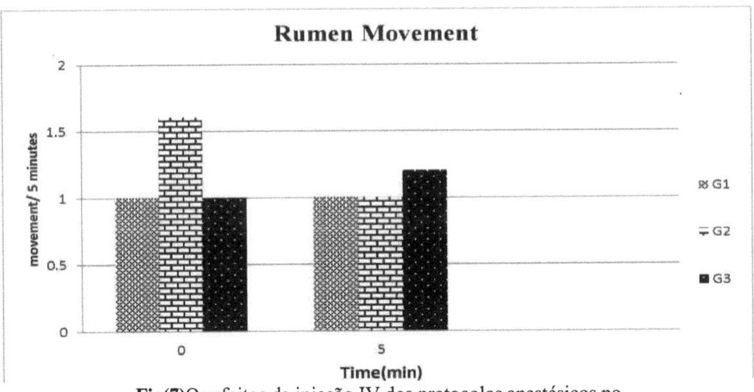

Fig(7)Os efeitos da injeção IV dos protocolos anestésicos no movimento do rúmen: G1(K4P10) G2(K4T2) G3(K4T2P10) K=Cetamina P=Paracetamol T=Tramadol.

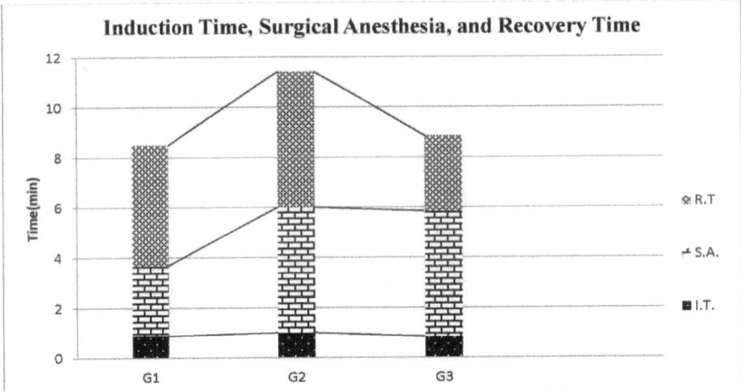

Fig.(8)Os efeitos da injeção IV dos protocolos anestésicos no tempo de indução, anestesia cirúrgica e tempo de recuperação: G1(K4P10) G2(K4T2) G3(K4T2P10) K=Cetamina, P=Paracetamol, T=Tramadol.

4-2 Os protocolos com a adição de xilazina: G4 IV, G5&G6 via IM

A FC no G4 aumentou muito e significativamente aos 5 minutos de leitura em comparação com a leitura no tempo zero. O aumento diminuiu lentamente até o fim da observação aos 30 minutos, quando a anestesia foi interrompida nesse grupo, mas não retornou à linha de base (fig. 9). A FR aumentou acentuadamente aos 5 minutos de leitura e atingiu uma leitura alta de 49,4 ± 18,01 respiração/minuto aos 15 minutos do período de anestesia e, em seguida, reduziu lentamente para atingir 39,6 ± 13,10 respiração/minuto aos 30 minutos, mas permaneceu mais alta do que a leitura de controle (fig. 10). O TR aumentou nos primeiros 5 minutos de leitura e depois voltou à leitura da linha de base entre 10 e 15 minutos do tempo de anestesia, diminuindo depois abaixo do normal até ao fim da observação (Fig. 11). O relaxamento muscular e a analgesia dos membros e do flanco foram moderados entre 5 e 15 minutos, diminuindo depois para valores inferiores a moderados até ao fim da anestesia (Fig. 12, 13, 14). O movimento do rúmen diminuiu mais do que na leitura de controlo e a diminuição foi significativa aos 10 e 15 minutos (Fig. 15). O tempo de indução, a anestesia cirúrgica e o tempo total de recuperação foram de 50,6 ± 4,93 segundos, 23 ± 3,74 minutos e 9,4 ± 2,71 minutos, respetivamente (Fig. 16).

No G5, a FC diminuiu significativamente de forma acentuada nas leituras de 5 e 10 minutos, onde atingiu a leitura mínima de 56,4 ± 2,4 batimentos/minuto aos 10 minutos em comparação com a leitura de controlo. Em seguida, aumentou novamente de forma acentuada, 66,6 ± 4,7 batimentos/minuto no tempo de leitura de 15 minutos, seguindo-se uma diminuição lenta até atingir 58,2 ± 2,57 no fim da anestesia aos 45 minutos (fig. 9). A FR diminuiu significativamente de forma acentuada, 29,8±6,10 batimentos/minuto aos 5 minutos de leitura, em comparação com a leitura de controlo 41,2±6,82. A diminuição foi seguida por um aumento acentuado e alto de 49,8 ± 8,25 respirações/minuto aos 10 minutos de leitura, seguido por uma diminuição lenta até o fim da anestesia aos 45 minutos, quando se tornou normal. A respiração foi interrompida muitas vezes por episódios de apneia; cada um durou mais de 20 segundos, com um ritmo respiratório irregular (fig. 10). O TR aumentou durante os primeiros 10 minutos de observação em comparação com a leitura de controlo, depois, aos 15 minutos de anestesia, diminuiu e permaneceu inferior à leitura de antes da anestesia até ao final das observações aos 45 minutos (Fig. 11). O relaxamento muscular tornou-se profundo apenas durante 10 minutos (aos 10 e 15 minutos de observação), depois tornou-se moderado aos 20 minutos e menos do que ligeiro aos 30 minutos (Fig. 12). A analgesia dos membros começou a ser ligeira aos 5 minutos, depois tornou-se moderada dos 10 aos 20 minutos, tendo depois diminuído aos 30 e 45 minutos (Fig. 13). A analgesia do flanco começou moderada aos 5 minutos. A analgesia profunda do flanco foi obtida durante dez minutos (entre 10 e 15 minutos de leitura), tendo depois diminuído novamente para moderada e tornando-se ligeira aos 45 minutos de observação (Fig. 14). A cessação dos movimentos ruminais foi obtida entre os 5 e os 20 minutos de anestesia e depois recuperada aos 30 e aos 45 minutos, mas sem atingir a leitura antes da anestesia (Fig. 15). O tempo de indução deste protocolo anestésico por injeção IM foi de 5,6±1,02 minutos e a anestesia cirúrgica foi de 36±3,96 minutos, enquanto o tempo total de recuperação foi muito curto, demorando apenas 5,6±1,16 minutos (Fig. 16).

No G6, a FC foi pouco estável perto das leituras antes da anestesia nos primeiros 10 minutos de anestesia, depois diminuiu acentuada e significativamente aos 15 minutos, seguida por um aumento lento até o fim da anestesia após 105 minutos, quando se tornou 66±4,42 batimentos/minuto (Fig. 9). A FR era irregular. Houve um aumento acentuado significativo de 48±4,14 batimentos/minuto aos 5 minutos em comparação com 36±3,20 batimentos/minuto antes da anestesia, depois diminuiu e ficou em torno de 40 batimentos/minuto até os 20 minutos de anestesia. Aos 30 minutos, houve uma diminuição significativa acentuada da FR, que atingiu a menor leitura de 36,6 ± 6,16 respiração/minuto, seguida por um aumento significativo acentuado, que atingiu a maior leitura de 50,4 ± 6,74 respiração/minuto aos 45 minutos, seguida por uma diminuição lenta da taxa até atingir 47,2 ± 5,74 respiração/minuto aos 105 minutos do fim da anestesia (fig. 10). A respiração esteve significativamente alta durante a maior parte do tempo de anestesia. Muitos episódios de apneia duraram mais de 20 segundos cada um, com sons altos de grunhidos interpondo a respiração durante a anestesia. O TR aumentou aos 5 e 10 minutos de anestesia e, em seguida, diminuiu quase ao normal aos 15 minutos; depois disso, o TR continuou a reduzir lentamente, atingindo 39,1 ± 0,21 no fim da anestesia em 105 minutos (fig. 11). O relaxamento muscular começou moderado nos primeiros 5 minutos de anestesia e, em seguida, evoluiu para um relaxamento profundo que se estendeu entre 10 e 45 minutos de anestesia, onde reduziu gradualmente para se tornar moderado e depois leve aos 75 e 90 minutos de tempo de anestesia (fig. 12). A analgesia da região dos flancos e a analgesia dos membros adquiriram analgesia profunda durante 45 minutos, que se converteu em moderada e finalmente em leve no final da anestesia (Fig. 13, 14). Os movimentos do rúmen diminuíram e atingiram o valor mínimo aos 20 e 30 minutos de anestesia e voltaram a aumentar lentamente até ao fim da anestesia, mas não atingiram o valor registado antes da anestesia (Fig. 15). O tempo de indução foi curto, 3,6 ± 1,60 minutos, enquanto a anestesia cirúrgica foi de 73,4 ± 10,71 minutos e o tempo total de recuperação foi de 7,0 ± 2 minutos (Fig. 16).

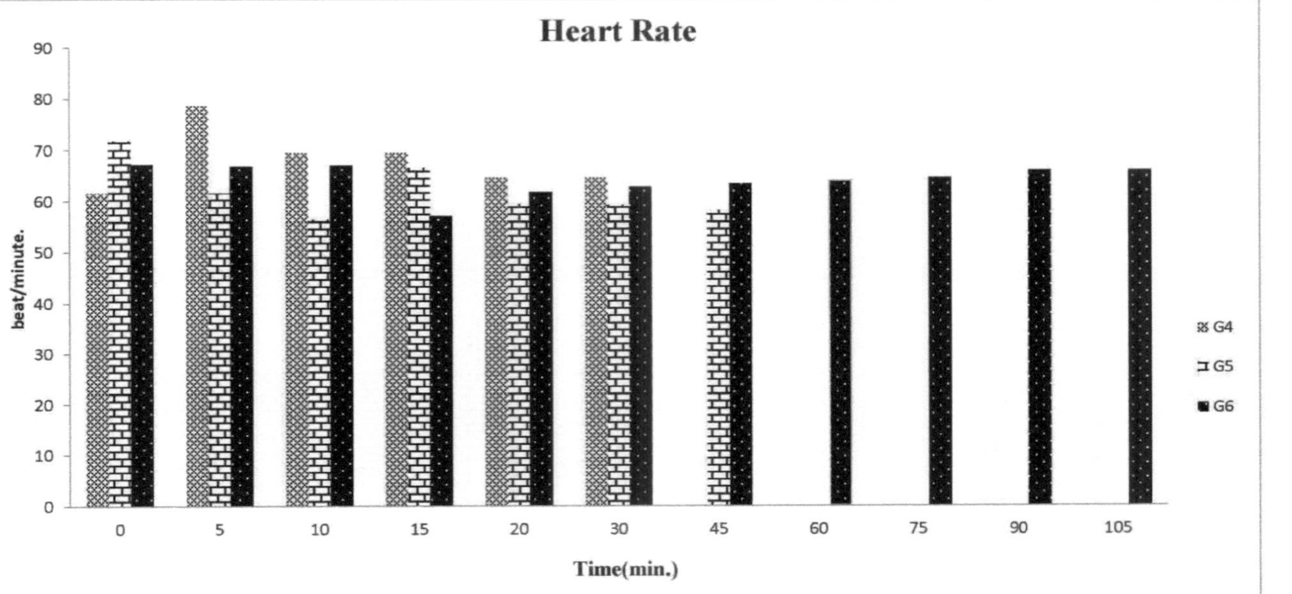

Fig.(9)Os efeitos da injeção dos protocolos anestésicos na frequência cardíaca em ovinos:
G4(K T P$_{42100\,05}$) X, G5(K T P$_{IO2IO}$ X,) G6(K T P$_{204102\,5}$ X)mg/kg, K=Cetamina,
P=Paracetamol, T=Tramadol, X=Xilazina.

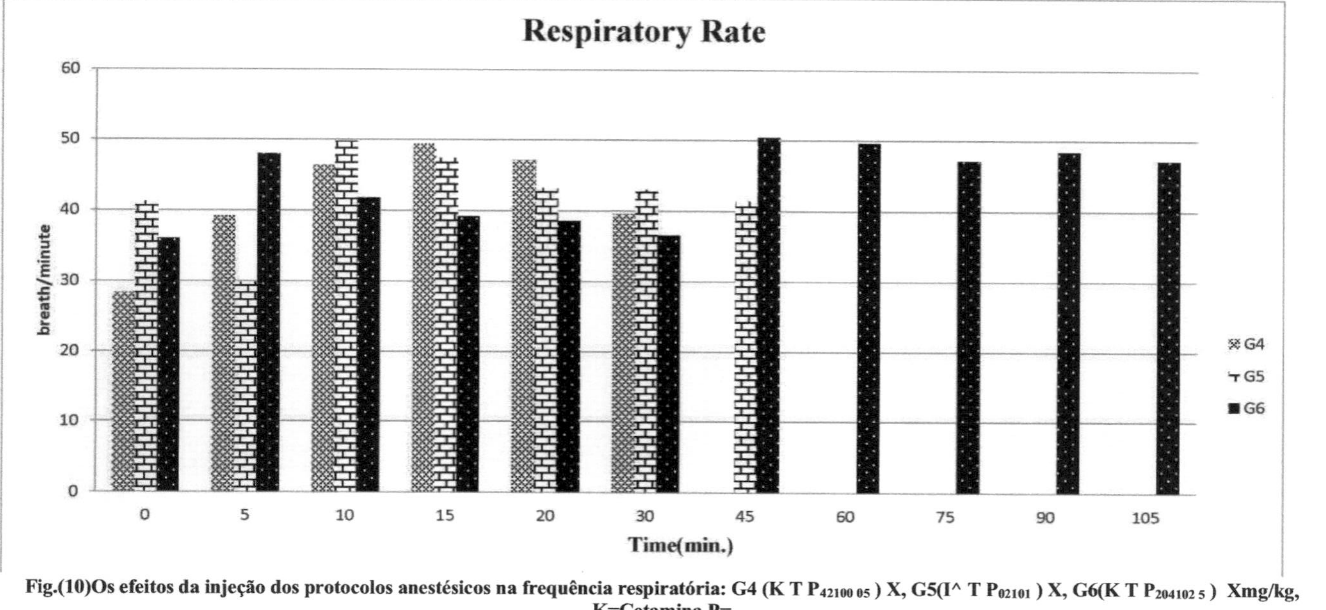

Fig.(10)Os efeitos da injeção dos protocolos anestésicos na frequência respiratória: G4 (K T $P_{42100\ 05}$) X, G5(I^ T P_{02101}) X, G6(K T $P_{204102\ 5}$) Xmg/kg, K=Cetamina P=

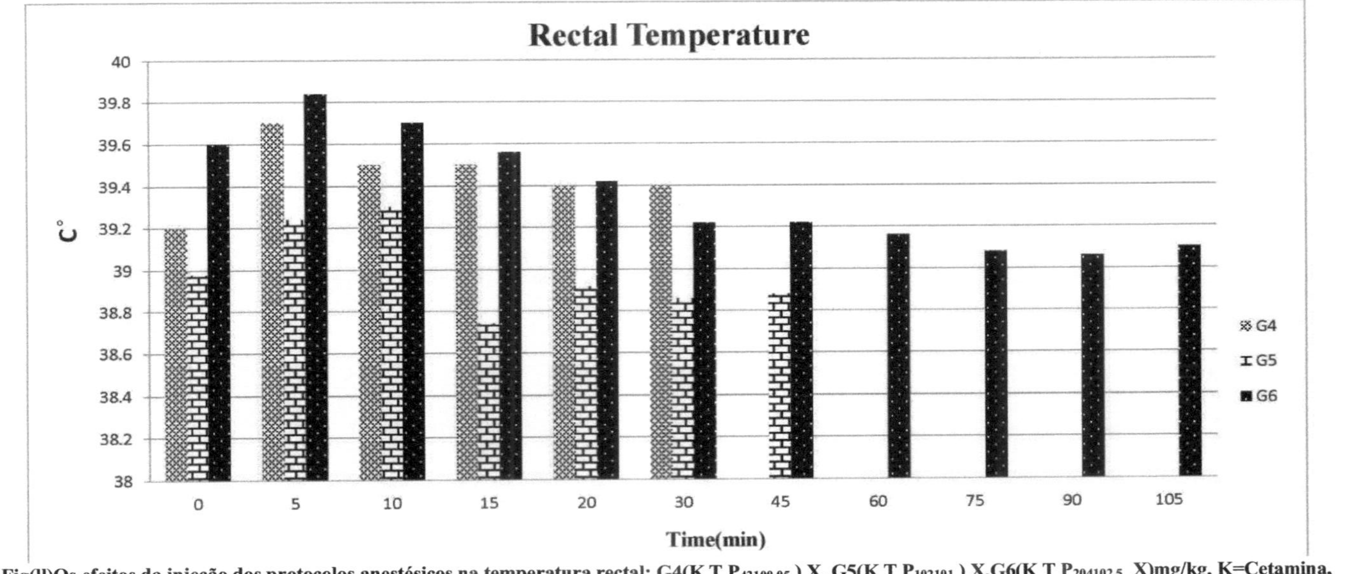

Fig(ll)Os efeitos da injeção dos protocolos anestésicos na temperatura rectal: G4(K T P$_{42100\ 05}$) X, G5(K T P$_{102101}$) X,G6(K T P$_{204102\ 5}$ X)mg/kg, K=Cetamina, T=Tramadol, P=Paracetamol, X=Xilazina

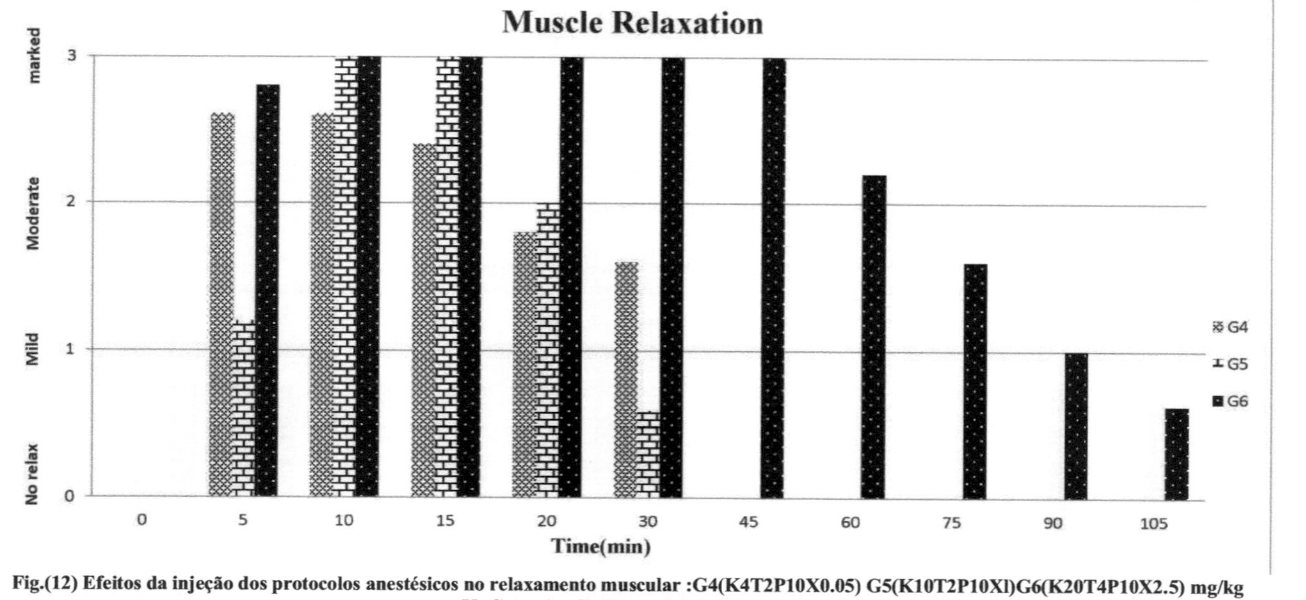

Fig.(12) Efeitos da injeção dos protocolos anestésicos no relaxamento muscular :G4(K4T2P10X0.05) G5(K10T2P10Xl)G6(K20T4P10X2.5) mg/kg
K=Cetamina,T=Tramadol, P=Paracetamo

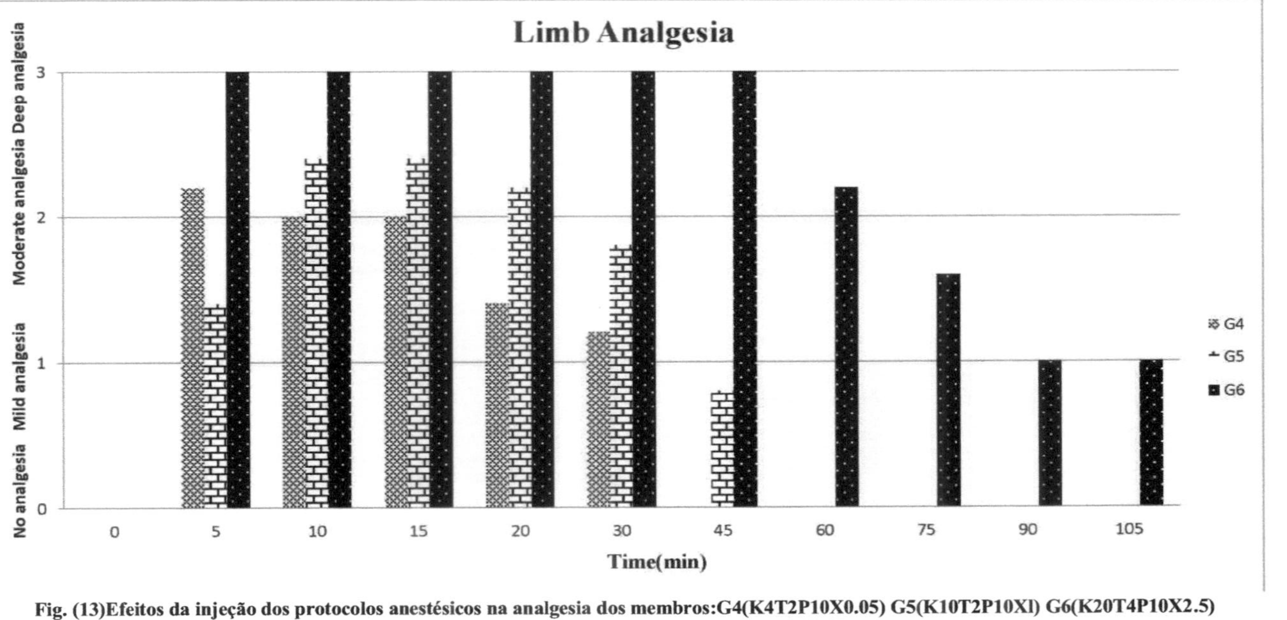

Fig. (13)Efeitos da injeção dos protocolos anestésicos na analgesia dos membros:G4(K4T2P10X0.05) G5(K10T2P10Xl) G6(K20T4P10X2.5)
K=Cetamina,T=Tramadol, P=Paracetamol, X=Xy

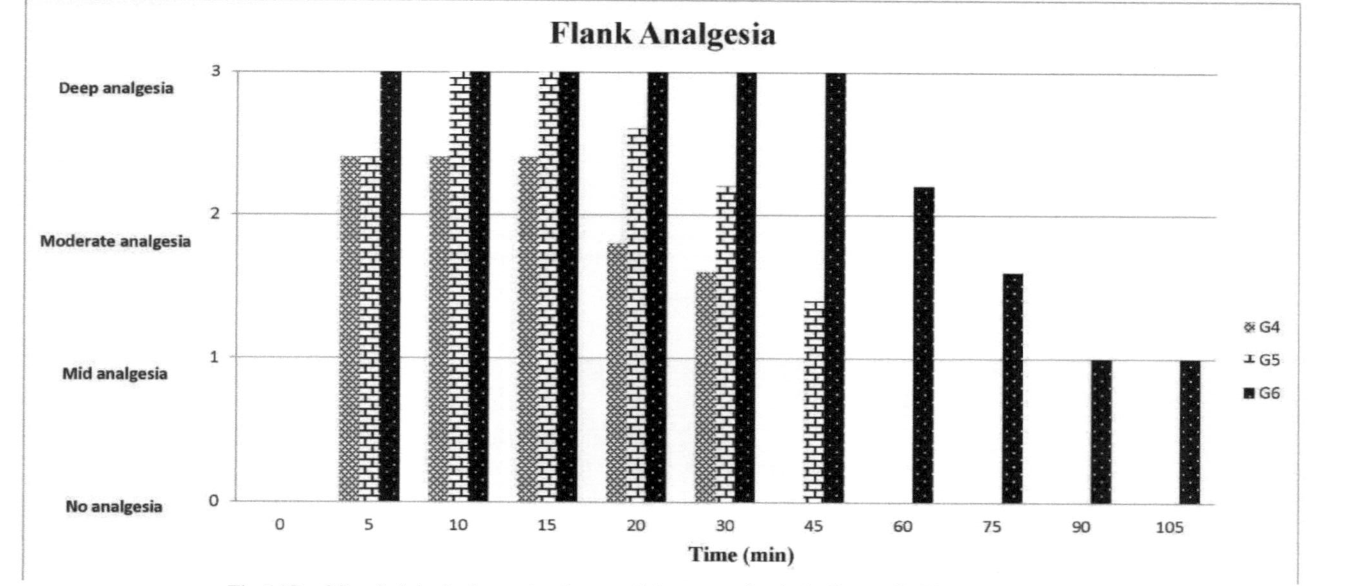

Fig. 14Os efeitos da injeção dos protocolos anestésicos na analgesia do flanco: G4(K4T2P10X0,05), G5 (K10T2P10X1), G6(K20T4P10X2,5), K=Cetamina, T=Tramadol, P=Paracetamol, X=Xilazina

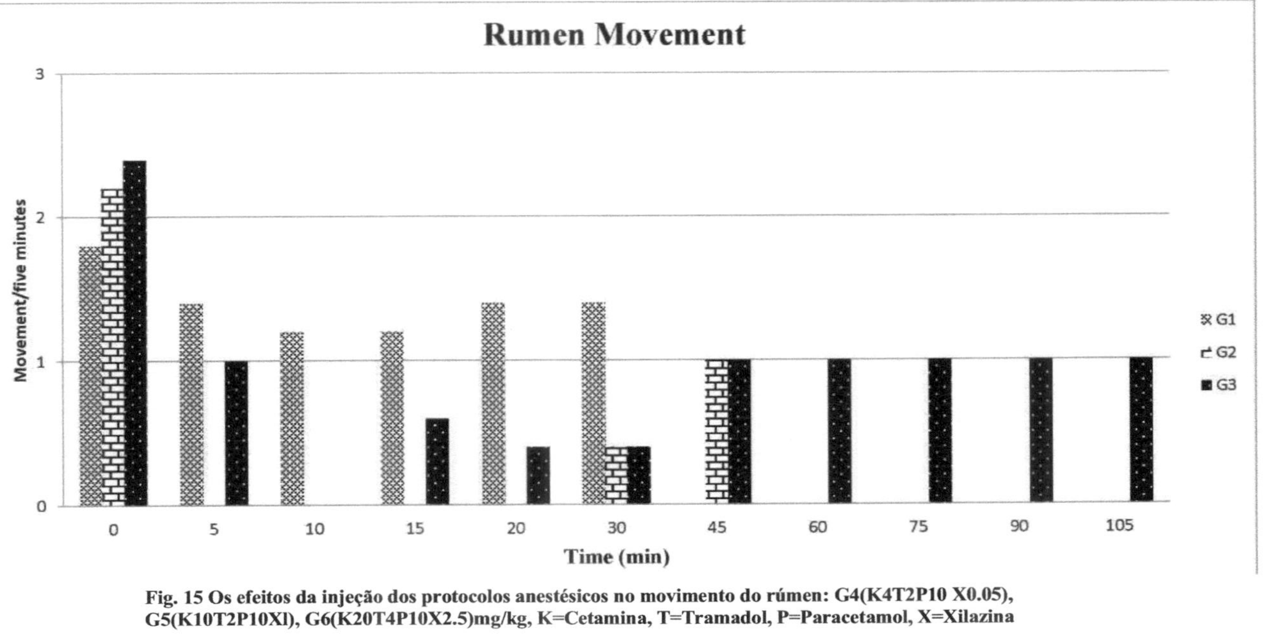

Fig. 15 Os efeitos da injeção dos protocolos anestésicos no movimento do rúmen: G4(K4T2P10 X0.05), G5(K10T2P10Xl), G6(K20T4P10X2.5)mg/kg, K=Cetamina, T=Tramadol, P=Paracetamol, X=Xilazina

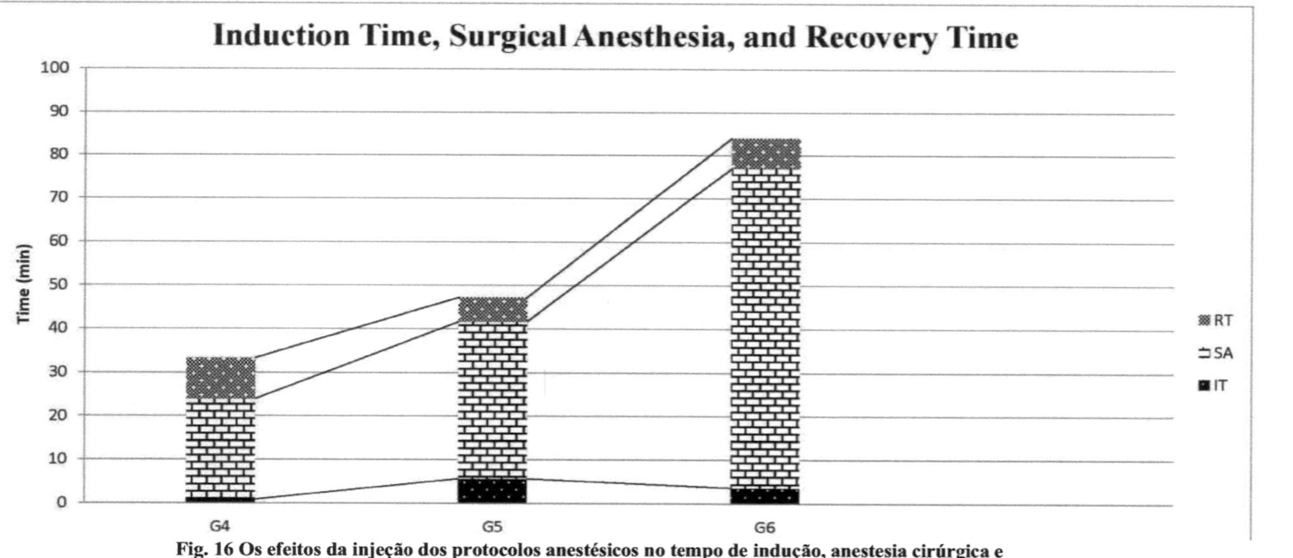

Fig. 16 Os efeitos da injeção dos protocolos anestésicos no tempo de indução, anestesia cirúrgica e tempo de recuperação: G4(K4T2P10X0,05), G5 (K10T2P10X1), G6(K20T4P10X2,5)mg/kg, K=Cetamina T=Tramadol, P=Paracetamol, X=Xilazina, RT=Tempo de recuperação,

Capítulo 5
Discussão

Na anestesia veterinária, as considerações económicas e o número limitado de fármacos anestésicos e analgésicos autorizados para utilização em pequenos ruminantes podem orientar a utilização do fármaco e da técnica. A anestesia inalatória no campo é pouco prática e pouco económica, exceto quando o valor económico do animal é elevado. A anestesia injetável é fácil e relativamente segura de executar e tem vantagens na melhoria da qualidade do tratamento da dor. Os anestésicos injectáveis são utilizados quer para a indução quer para a manutenção da anestesia a curto prazo. A indução da anestesia com fármacos anestésicos intravenosos é preferível à indução com administração intramuscular ou anestésicos inalatórios em ruminantes porque reduz a incidência de regurgitação e aspiração do conteúdo ruminal (Galatos, 2011).

A cetamina, o barbitúrico e o propofol são os fármacos anestésicos injectáveis mais utilizados no mundo. A cetamina, um agente anestésico dissociativo, pode ser utilizada isoladamente ou em combinação para indução, manutenção da anestesia e aplicações anestésicas equilibradas. É habitualmente utilizada em pequenos ruminantes para indução e manutenção da anestesia. A cetamina, por si só, pode ter muitos efeitos secundários desagradáveis, como a rigidez dos músculos voluntários, um fraco relaxamento muscular e convulsões. Para atenuar estes efeitos adversos, é aconselhável a utilização de fármacos sedativos pré-anestésicos combinados, como o diazepam e a xilazina, e a utilização de analgésicos e de fármacos relaxantes musculares, a chamada anestesia equilibrada, que está a expandir a área de utilização da cetamina.

A anestesia equilibrada é a utilização de vários fármacos para minimizar a dose e, por conseguinte, os efeitos secundários de qualquer um dos fármacos (Muir e Yamashita, 2000). Este termo tem sido amplamente utilizado há muitos anos e também foi transferido para a medicina da dor, a chamada analgesia equilibrada (Kehlet e Dahl, 1993; Schug, 2006). A combinação de fármacos de diferentes classes proporciona uma analgesia eficaz com menos doses de agentes individuais, o que pode reduzir a gravidade dos acontecimentos adversos relacionados com a dose. Cada fármaco tem um mecanismo-alvo especial para a dor. A combinação de diferentes fármacos com diferentes mecanismos de ação amplia a área de analgesia. Esta abordagem permite aumentar a eficácia devido a efeitos aditivos ou sinérgicos sem aumentar a dose. O regime de combinação ideal aumentaria a eficácia analgésica e reduziria os efeitos secundários em comparação com qualquer um dos tratamentos isolados.

A analgesia é uma parte integrante da anestesia; no entanto, a maioria dos sedativos e anestésicos tem efeitos analgésicos ligeiros ou mesmo inexistentes. Por conseguinte, é obrigatório utilizar agentes analgésicos específicos. No entanto, a utilização de agentes analgésicos não é comum na prática dos pequenos ruminantes (Galatos, 2011). O maior desafio para o uso de agentes analgésicos em animais é a determinação da eficácia desses agentes devido à falta de comunicação verbal como nos seres humanos. A utilização de respostas comportamentais para avaliar analgésicos numa série de espécies é complicada pelo facto de espécies diferentes apresentarem comportamentos diferentes a um estímulo doloroso semelhante e de estímulos dolorosos diferentes produzirem respostas dolorosas diferentes na mesma espécie. Assim, os comportamentos podem ser específicos da espécie e da dor, o que pode complicar a avaliação dos analgésicos. Como a maioria dos animais possui mecanismos neuronais semelhantes aos dos seres humanos para a perceção da dor, não é surpreendente que as estratégias padrão de controlo da dor humana possam ser aplicadas aos animais. Por exemplo, os anestésicos locais, os opiáceos, os anti-inflamatórios não esteróides (AINE), bem como outros analgésicos utilizados em seres humanos, são todos considerados eficazes para utilização em animais. As diferenças no metabolismo e na distribuição entre as várias espécies, bem como as considerações financeiras em animais de maior porte, podem afetar a eficácia e, por conseguinte, limitar a sua utilização (Livingston, 2010). A escolha de um cocktail de fármacos específico depende da espécie animal, do grau de analgesia, da duração da anestesia necessária, bem como do estado físico do animal.

O tramadol é um analgésico potente amplamente utilizado em seres humanos durante muitos anos e recentemente introduzido na analgesia veterinária (Giorgi, et al., 2009; Livingston, 2010). É um analgésico de ação central estruturalmente relacionado com a codeína e a morfina. Contribui para a atividade analgésica através da inibição da recaptação da serotonina e da norepinefrina (Grond e Sablotzki, 2004). Assim, o tramadol aumenta os efeitos inibitórios na transmissão da dor tanto por mecanismos opióides como monoaminérgicos (Keskinbora e Aydinli, 2006).

Na medicina humana, o paracetamol (acetaminofeno) é o analgésico e antipirético mais utilizado no mundo (Bertolini, et al., 2006). Já na medicina veterinária não tem uso, ou tem uso restrito, como em suínos e pequenos animais (apenas cães). Actua através da via da ciclo-oxigenase (COX) por inibição da síntese de prostaglandinas, tem também efeito analgésico central que é mediado através da ativação das vias serotoninérgicas descendentes (interfere com as vias serotoninérgicas descendentes da dor) (Graham, *et al.*, 2001; Graham, e Scott, 2003, 2005; Anderson, 2008). A introdução da fórmula do paracetamol injetável IV (Moller, *et al.*, 2005; Kumpulainen, *et al.*, 2007; Duggan, e Scott, 2009; Oscier, e Milner, 2009; Jahr e Lee, 2010; McNicol, *et al.*, 2011; Pasero e Stannard, 2012; Yeh e Reddy, 2012) no campo analgésico dos seres humanos, encoraja-nos a utilizar este fármaco em animais.

A combinação de acetaminofeno e tramadol proporciona efeitos supra-aditivos no modelo de dor humana, no que respeita tanto à analgesia como à anti-hiperalgesia (Filitz, *et al.*, 2008). A combinação de paracetamol e tramadol reúne mecanismos de ação analgésica diferentes mas complementares. Estes agentes interagem para produzir uma analgesia sinérgica (McClellan, e Scott, 2003; Raffa, 2006). O paracetamol e o tramadol representam uma combinação racional de medicamentos promissora. Estes agentes têm diferentes modos de ação e cada um tem como alvo vários locais, pelo que a sua utilização conjunta oferece uma eficácia potencial contra vários tipos e fontes de dor. Uma vantagem adicional é o facto de o tramadol e o paracetamol terem perfis farmacocinéticos complementares. Nos seres humanos, o paracetamol tem um rápido início de eficácia, geralmente dentro de meia hora após a administração, mas a sua curta semi-vida de 2 horas significa que o efeito analgésico pode durar apenas 2-4 horas após uma dose única. Em contraste, o tramadol tem um início de eficácia relativamente lento e uma semi-vida mais longa de aproximadamente 6 horas, o que leva a uma analgesia mais longa em comparação com o paracetamol. Estudos demonstraram que a combinação destes dois agentes resulta num efeito rápido e sustentado (Raffa, 2006).

A xilazina é um sedativo e analgésico agonista potente e eficaz$_2$ em ovinos. Há muito tempo que é amplamente utilizada em medicina veterinária como sedativo ou para controlo da dor, isoladamente ou em combinação com outros fármacos. Os ruminantes são mais sensíveis (10-20 vezes) à xilazina do que outras espécies de animais (Kastner, 2006). A combinação de xilazina e cetamina é frequentemente utilizada para a indução e manutenção da anestesia na maioria das espécies animais. Nos ovinos, a combinação de cetamina e agonistas dos adrenoceptores a2 aumenta o grau de analgesia e prolonga a anestesia, mas aumenta a depressão respiratória, podendo ser necessária uma suplementação de oxigénio.

O estudo foi concebido tendo em vista as vantagens anteriores da utilização de cada um dos fármacos isoladamente (cetamina, tramadol, pracetamol e xilazina) utilizados nesta experiência, ou em combinação entre eles, para obter o efeito sinérgico deste cocktail. As doses dos medicamentos utilizados para sedação, analgesia e anestesia variam muito, dependendo do protocolo anestésico, da condição física do animal, da via de administração e da indicação específica. Devem ser administradas doses mais baixas quando são utilizadas combinações de fármacos ou quando estão envolvidos animais de alto risco (Galatos, 2011).

A via de administração de sedativos, analgésicos e fármacos anestésicos é importante para determinar a indução, a duração e a profundidade de cada caso. A via IV é a mais rápida para produzir o efeito, mas é a mais curta em duração (Hall *et al.*, 2001). Nesta experiência, a duração total da anestesia é de 5 minutos nos três primeiros protocolos (G1, G2 e G3) em que os fármacos anestésicos são administrados por via intravenosa. Os sinais vitais registados (FC, FR, RT) são atribuídos em 5 minutos apenas devido à curta duração da anestesia destes protocolos nestas doses pela via de administração IV, o que significa que estas doses pela via IV são adequadas apenas para a indução da anestesia. Esse tempo é suficiente para fazer a intubação endotraqueal se a manutenção da anestesia for mantida por anestesia inalatória ou mantida por anestesia intravenosa total.

O tempo de indução nestes três protocolos é de 53,2, 60 e 68 segundos. É um tempo de indução rápido e bom; permite reduzir os efeitos secundários perigosos que podem ocorrer nas fases iniciais da anestesia. Há pouca diferença de cálculo no tempo de indução entre G1 e G2, onde o paracetamol ou tramadol é adicionado à cetamina. O tempo de indução no G3 é significativamente diferente do que no G1, não há explicação para este facto e poderá necessitar de mais investigação no futuro. A anestesia cirúrgica no G1 (2,8 minutos) é significativamente mais curta do que no G2 e no G3. Parece que o paracetamol não aumenta o efeito anestésico da cetamina. Não é como o tramadol em G2 e G3. Este resultado está de acordo com Ajadi *et al.* (2009), que verificaram que o tramadol melhora a qualidade da anestesia com cetamina em suínos. (2002), que concluíram que a combinação entre tramadol e cetamina produz interações sinérgicas significativas com menos depressão do SNC em comparação com a dose equianalgésica de cetamina. A FC e a FR aumentam após 5 minutos da administração dos três protocolos anestésicos. A cetamina actua como um estimulante respiratório, ou pelo menos não como a maioria dos fármacos anestésicos gerais que causam depressão respiratória em doentes com respiração espontânea, actuando também como broncodilatador e aumentando a complacência pulmonar e diminuindo a resistência das vias aéreas. A cetamina parece estimular o sistema cardiovascular, produzindo um aumento da frequência cardíaca, do débito cardíaco e da pressão sanguínea, devido aos efeitos simpaticomiméticos da cetamina no bloqueio da recaptação de catecolaminas (Haas e Harper, 1992; Bergman, 1999).

O paracetamol é um analgésico eficaz e bem tolerado, com um excelente perfil de segurança dentro da gama de doses terapêuticas até 4 g/dia em seres humanos. Não são observados efeitos adversos no sistema cardiovascular e pulmonar nas doses terapêuticas em seres humanos, o único efeito secundário observado é a lesão ou insuficiência hepática que ocorre após uma sobredosagem (Raffa, 2006). Neste estudo, verifica-se um aumento acentuado da RR no grupo do paracetamol-cetamina e, devido à escassez de estudos sobre o paracetamol em animais, não encontramos explicações para este resultado. Pode ter um efeito estimulante direto no centro respiratório dos ovinos. Este ponto necessita de mais explicações no futuro.

No homem e nalgumas espécies animais, o tramadol não tem efeitos adversos nos sistemas cardiovascular ou respiratório (Scott e Perry, 2000; Livingston, 2010). Em cães, o tramadol não causa depressão das frequências cardíaca ou respiratória após administração intravenosa em intervalos de dosagem entre (1, 2 e 4 mg/kg), e os pulsos femorais permaneceram fortes durante todo o período de avaliação (McMillan. *et al.*, 2008). Neste estudo, a frequência respiratória aumentou mais do que o dobro após 5 minutos de administração de tramadol no G2. Parece haver uma gama de atividade em diferentes espécies que pode estar associada à formação de metabolitos activos (Pypendop e Ilkew, 2008).

A temperatura rectal no G1 e no G2 diminuiu, e no G3 houve um ligeiro aumento não significativo após 5 minutos da administração dos fármacos anestésicos. Este resultado não está de acordo com os estudos anteriores, e não há explicações para este resultado. O relaxamento muscular é ligeiro e a analgesia é quase moderada. Isso pode ser atribuído às baixas doses dos fármacos nesses três protocolos anestésicos.

No caso da adição de xilazina aos protocolos anestésicos, em primeiro lugar o grupo da xilazina intravenosa, no G4 os animais receberam os mesmos fármacos que no G3, para além da adição de xilazina numa dose de 0,05 mg/kg. Neste grupo, os resultados são completamente diferentes. A FR aumenta acentuada e significativamente após 5 minutos da injeção dos fármacos, diminuindo depois lentamente. Este resultado está de acordo com Abid (2004), que considera que a frequência respiratória em ovinos aumenta nos 5 minutos seguintes à administração do fármaco na anestesia com xilazina-cetamina. Também está de acordo com Afshar, *et al.* (2005), que usaram xilazina-cetamina em cabras, e Ismail, *et al.* (2010), que usaram xilazina-cetamina e anestesia com diazepam em ovelhas e cabras. Também concordaram com Baniadam, *et al.* (2007), que utilizaram a anestesia com acepromazina-cetamina em ovinos. O uso isolado de xilazina em ovinos causa taquipneia. Uma gama de doses de xilazina altera a mecânica respiratória e as trocas gasosas, causando taquipneia (Kastner, 2006). A cetamina, o paracetamol e o tramadol no G3 (antes da adição de xilazina) também provocam um aumento da frequência respiratória. A posição do animal também pode ter um efeito na respiração. No decúbito lateral e, mais particularmente, no decúbito dorsal, a grande massa do rúmen e do intestino pode causar problemas respiratórios e cardiovasculares devido à pressão exercida sobre o diafragma e os grandes vasos. A pressão sobre o diafragma leva a uma diminuição do volume corrente e a uma ventilação inadequada (Taylor, 1991). Neste grupo, a FC também está aumentada, embora a xilazina e o tramadol tenham um efeito depressor cardiovascular. Este resultado não está em harmonia com os estudos anteriores de Afshar, et al. (2005), Baniadam, *et al.* (2007), e Ismail, (2010). Parece que estes fármacos têm especificidade de espécie, pelo que é necessário efetuar mais investigações no futuro.

A temperatura rectal aumenta. Este resultado está de acordo com Mohammad, *et al.* (1996) em ovinos.

O movimento do rúmen diminuiu em relação à leitura de controlo. Este resultado é atribuído ao efeito da xilazina. A xilazina provoca uma redução da motilidade ruminal (Kastner, 2006).

O relaxamento muscular e a analgesia no G4 são moderados e prolongam-se por apenas 10 minutos. Este resultado é atribuído às baixas doses de cetamina e xilazina utilizadas neste grupo. A analgesia é afetada pelo tipo de fármaco, pela espécie de animal, pelas doses e pela via de administração do fármaco (Livingston, 2010). Os agentes que podem proporcionar analgesia no gado incluem anestésicos locais, anti-inflamatórios não esteróides, agonistas a2 e antagonistas dos receptores N-metil-d-aspartato (Coetzee, 2013). Não existem fármacos analgésicos aprovados para utilização em ovinos (Lizarrage e Chambers, 2012); os agentes analgésicos comuns e os opiáceos podem ser ineficazes para o tratamento da dor aguda em ovinos (Grant, et al. 1996). A buprenorfina, a metadona e a flunixina meglumina não dão resposta analgésica em ovinos. Os agonistas a2, por exemplo, a medetomidina (Lizarrage e Chambers, 2012) e a xilazina (Grant, *et al.* 1996), proporcionam uma analgesia satisfatória nesta espécie. A analgesia equilibrada com mais de uma classe de fármacos, como os agonistas a2, a cetamina e os anti-inflamatórios não esteróides, proporciona a melhor analgesia para a dor intensa (Lizarrage e Chambers, 2012). O tempo de indução no G4 é curto e demora apenas 50 segundos. A administração IV de xilazina em ovinos dá o início mais rápido e o pico de analgesia mais elevado, mas tem uma duração de ação curta (Grant e Upton, 2004).

A anestesia cirúrgica no G4 é de 23 minutos, em comparação com 5 minutos no G2 e no G3. Esse aumento é definitivamente devido à adição de xilazina. A combinação de cetamina com agonistas dos a2-adrenoceptores aumenta o grau de analgesia e prolonga a anestesia. Os agonistas a2 em combinação com a cetamina, que são frequentemente utilizados na indução e manutenção da anestesia de ovinos, proporcionam uma analgesia satisfatória e o grau de hipoxemia que ocorre após a injeção IV e durante a anestesia depende de factores individuais ou relacionados com a raça (Kastner, 2006).

A adição de tramadol ou paracetamol, cada um sozinho com cetamina, ou ambos em combinação com doses baixas de cetamina para anestesia IV em ovelhas neste estudo, mostra mais alterações e perturbações dos sinais vitais, como o que acontece na FR e na FC, que não se assemelham ao que ocorre mais tarde nos grupos IM neste estudo ou nos estudos anteriores em ovelhas. O efeito sinérgico dos dois fármacos analgésicos (tramadol e paracetamol) não é observado em ovinos neste estudo, mas a indução e a recuperação são boas. (2009;2012), que descobriram que o tramadol melhora a qualidade da indução anestésica e aumenta a duração da antinocicepção na anestesia IM com xilazina-cetamina em suínos sem aumentar a duração da anestesia nem causar depressão adicional dos parâmetros fisiológicos medidos. Em seres humanos, a combinação entre tramadol e cetamina produz interações sinérgicas significativas com menor depressão do SNC em comparação com a dose analgésica única de cetamina (Chen, *et al.*, 2002). No nosso estudo, verificámos que a presença de tramadol com xilazina é benéfica. Este resultado está de acordo com Taqa, (2012) que encontrou actividades analgésicas sinérgicas do tramadol e da xilazina.

A via de administração é importante na anestesia injetável em animais. Os tipos de fármaco e as espécies animais são factores que afectam a escolha da via de administração. Nos gatos, a administração de cetamina por via intravenosa é superior à sua administração por via intramuscular (Dzikiti, *et al.*, 2007). Em ovinos e caprinos, a administração dos fármacos anestésicos por via intravenosa é preferível a efetuar a indução com administração intramuscular ou anestésicos inalatórios (Galatos, 2011). Os fármacos anestésicos intravenosos são geralmente administrados primeiro como um grande bólus (Dzikiti, 2013). Em relação ao papel do tipo de fármacos sedativos e analgésicos, Grant e Upton (2004) provaram que a administração intramuscular de xilazina em ovinos proporcionou a melhor via de administração para o início, a duração e a resposta analgésica total em comparação com as vias IV e subcutânea. A administração intramuscular de xilazina não provoca alterações significativas na frequência cardíaca, na pressão arterial média, no débito cardíaco ou na tensão arterial de dióxido de carbono; a hipoxemia arterial também é reduzida em resultado da administração intramuscular (Grant e Upton, 2004).

A via IM é considerada mais fiável do que a via IV em ovinos, é fácil de administrar, com menos excitação para o doente, além de que aumenta a duração da anestesia e da analgesia com menos efeitos adversos na respiração, frequência cardíaca e outros sinais vitais do animal.

Em ambos os grupos de injeção IM G5 e G6 neste estudo, a maioria das alterações nos sinais vitais como a FC, RR e RT assemelham-se aos estudos anteriores em ovinos e caprinos. O tempo de indução foi curto, 5,6 e 3,6 minutos, respetivamente. O tempo total de recuperação também foi curto, 5,6 e 7 minutos, respetivamente. As combinações destes protocolos parecem produzir este efeito benéfico. A duração da anestesia cirúrgica também aumentou com o aumento das doses de cetamina e xilazina em G5 e G6. O aumento da dose de cetamina melhora as propriedades anestésicas das combinações de cetamina-xilazina-midazolam em suínos. A combinação de cetamina em dose mais baixa é melhor para a indução da anestesia, ao passo que a combinação de cetamina em dose mais elevada é preferível para cirurgia de curta duração em suínos (Ajadi, *et al.*, 2008).

Conclusões e recomendações

Conclusões

1-A utilização de doses baixas de cetamina por injeção intravenosa em ovinos proporciona um tempo de anestesia muito curto, podendo ser utilizada apenas para indução.

2-A dose baixa de cetamina com as doses baixas de paracetamol e tramadol em ovinos não produz o efeito sinérgico esperado, mas melhora os períodos de indução e recuperação.

A combinação de 3-cetamina, paracetamol e tramadol em doses IV baixas provoca alterações desagradáveis e perturbações da FC e da FR.

4-A anestesia cirúrgica e a profundidade da analgesia aumentam com o aumento das doses de cetamina e xilazina.

5-A via de administração IM dos protocolos anestésicos utilizados em ovinos neste estudo é superior à injeção IV.

6-A dose de K10T2P10X1 mg/kg por injeção IM é a melhor entre os sextos protocolos utilizados nesta experiência. Proporciona anestesia cirúrgica suficiente para operações menores, com menos efeitos no sistema cardiovascular e tempo de recuperação curto.

7-A dose de K20T4P10X2,5 mg/kg por injeção IM é superior na analgesia e na duração da anestesia cirúrgica, mas com depressão respiratória.

Recomendações

1-Aprovamos a utilização do protocolo de anestesia com cetamina, paracetamol, tramadol e xilazina em ovinos, numa dose de K10T2P10X1 mg/kg por injeção IM.

2-Necessidade de mais investigações para conhecer o efeito de cada fármaco isoladamente no sistema cardiovascular em ovinos, utilizando monitores computorizados.

Referências

Abid, T. A. (2004): Avaliação da administração I/M da mistura de xilazina-cetamina (numa só injeção) como anestésico geral em ovinos. Al-Qadisiya J. Vet. Med. Sci., 3(1): 82-85.

Abu-Serriah, M., Nolan, A. e Dolan, S. (2007) Avaliação da dor após um procedimento cirúrgico maxilofacial experimental em ovinos. Lab. Anim. 41: 345-352

Afshar, F.S., Baniadam, A., e Marashipour, S.P. (2005) Effect of xylazine ketamine on arterial blood pressure, arterial blood pH, blood gas, rectal temperature, heart and respiratory rates in goats. Bull. Vet. Inst. Pulawy. 49 : 481-484.

Ajadi, R. A., Smith, O. F., Makinde, A. F. M., e Adeleye, O. E. (2008) O aumento da dose de cetamina melhora as propriedades anestésicas das combinações de cetamina-xilazina-midazolam em suínos em crescimento. Journal of the South African Veterinary Association 79(4): 205-207

Ajadi, R.A., Okwelum, N., Sonibare, A.O., Liebsch, K.R., Williams,C.E., Klein, A.L., Bennett M.S., Kruse,J.T., e Gazal, O.S. (2012) Efeitos da pré-medicação com tramadol na anestesia com cetamina em suínos jovens submetidos a castração cirúrgica. Boletim de Saúde e Produção Animal em África. 60 (1):77-82

Ajadi, R.A., Olusa, T.A., Smith, O.F., Ajibola, E.S., Adeleye, O.E., Adenubi, O.T., e Makinde, F.A. (2009) Tramadol improved the efficacy of ketamine-xylazine anesthesia in young pigs. Vet. Anesth. Analg. 36:562566.

Al-Bdeery, A. A. G. (2009) Eficácia do Tramadol como analgésico ou misturado com cetamina, xilazina e diazepam como anestesia em gatos domésticos. Dissertação de Mestrado, Faculdade de Medicina Veterinária, Universidade Al-Qadisiya. IRAQUE.

Anderson, B.J. (2008) Paracetamol (Acetaminofeno): mecanismos de ação. Anestesia Pediátrica 18: 915-921

Apfelbaum, J. L., Chen, C., Mehta, S.S., e Gan, T.J. (2003) Experiência de dor pós-operatória: os resultados de um inquérito nacional sugerem que a dor pós-operatória continua a ser mal gerida. Anesthesia & Analgesia 97(2):534-540.

Baniadam, A., Afshar, F. S., e Balani, M.R.B. (2007) Efeitos cardiopulmonares da administração de acepromazina-cetamina em ovinos. Bull Vet Inst. Pulawy. 51: 93-96

Bannwarth, B. e Pehourcq, F. (2003).Fundamentação farmacológica para a utilização clínica do paracetamol: Farmacocinética e Farmacodinâmica .Drugs 63(2): 5-13.

Bergman, S. A.(1999) Ketamine :Revisão da sua farmacologia e do seu uso em anestesia pediátrica. Anesth. Prog. 46: 10-20.

Bertolini, A., Ferrari, A., Ottani, A., Guerzoni, S., Tacchi, R., e Leone, S. (2006) Paracetamol: New views of an old drug. CNS Drug Reviews. 12 (3-4): 250-275

Botting, R. M. (2000): Mechanism of action of acetaminophen: is there a cyclooxygenase 3? Clinical Infectious Diseases, 31(5). s202-s210.

Brok, J., Buckley, N., e Gluud, C. (2006) Intervenções para a sobredosagem de paracetamol (acetaminofeno). Cochrane Database Syst Rev. 19:(2):CD003328.

Cecília, V. (2009): Effects and Tolerabititu of Endovenous Administrated Tramadol in Horses. Dissertação de Mestrado, Medicina Veterinária da Universidade de Camerino.

Chen,Y., Chan, S. Y., e Ho, P. C.(2002) Análise isobolográfica das interações analgésicas entre a cetamina e o tramadol. Journal of Pharmacy and Pharmacology.

54 (5): 623-631

Cobby, T. F., Crighton, I. M., Kyriakides, K., Hobbs, G. J. (1999) Rectal paracetamol has a significant morphine sparing effect after hysterectomy. British Journal of Anaesthesia 83(2): 253-6.

Coetzee, J. F. (2013) Uma revisão dos compostos analgésicos utilizados em animais destinados à alimentação humana nos Estados Unidos. Vet. Clin. North Am. Food Anim. Pract. 29 (1): 1128

De Lucas, J. J., Rodriguez, C., Marin, M., Gonzalez, F., Ballesteros, C., e San Andres, M.I., (2007): Pharmacokinetics of intramuscular ketamine in young ostriches premedicated with romifidine. J. Vet. Med. 54(1):48- 50.

Delbos, A. e Boccard, E. (1995). O efeito poupador de morfina do propacetamol na dor pós-operatória ortopédica. J Pain Symptom Manage 10(4): 279-286.

Dogrul, A. Seyrek, M., Akgul, E.O., Kahraman, T. C. S., e Bolay, H. (2012): Efeitos analgésicos e anti-hiperalgésicos induzidos pelo paracetamol sistémico através da ativação de vias serotoninérgicas descendentes envolvendo receptores 5-HT2 espinais. Jornal Europeu de Farmacologia 677: 93-101.

Doherty, T. J., e Valverde, A. (2006) Manual of Equine Anesthesia. Blackwell Publishing Ltd. Pp. 212-219

Duggan, S.T., e Scott, L.J.(2009) Intravenous paracetamol (Acetaminophen). Drug. 69 (1):101-113.

Duke, T. (2013) Anestesia intravenosa parcial em cães e gatos. Can. Vet. J. 54:276-282.

Dzikiti, T. B. (2013) Anestesia intravenosa em caprinos: Uma revisão. Jornal da Associação Veterinária da África do Sul 84(1), Art.#499 Pp1-8.

Dzikiti, T. B., Chanaiwa, S., Mponda, P., Sigauke, C., Dzikiti, L. N. (2007) Comparação da qualidade da indução anestésica entre a cetamina administrada por via intramuscular, a cetamina administrada por via intravenosa e o propofol administrado por via intravenosa em gatos pré-medicados com xilazina. Journal of the South African Veterinary Association 78(4): 201-204

Dzikiti, T. B., Stegmann, F.G., Dzikiti, L.N., Hellebrekers, L.J. (2010) Total intravenous anaesthesia (TIVA) with propofol-fentanyl and propofol- midazolam combinations in spontaneously-breat goats. Vet. Anaesth Analg. 37(6):519-525.

Emea/ LMR (1999) Comité dos Medicamentos Veterinários: Paracetamol (Relatório de síntese). 1-6

England, G. G.W. e Clarke, K. W.(1996): Alpha2 adrenoceptor agonists in the horse a review. Br. Vet. J.152 :641-657.

Fayaz, M. K., Abel, R., Pugh, S.C., Hall, JE, Djaiani, G., e Mecklenburgh, J.S. (2004): O efeito poupador de opiáceos do diclofenac e do paracetamol conduz a melhores resultados após cirurgia cardíaca. Journal of Cardiothoracic & Vascular Anesthesia 18(6):742-753.

Filitz, J., Ihmsen, H., Gunther, W., Troster, A., Schwilden, H., Schuttler, J., e Koppert, W. (2008) Supra-additive effects of tramadol and acetaminophen in a human pain model. Dor 136: 262-270

Galatos, A. D. (2011) Anestesia e analgesia em ovinos e caprinos. Vet. Clin. Food Anim. 27: 47-59

Generali, J. A., e Heaton, A. H. (1999): Critérios para o uso de tramadol em pacientes adultos: Diretrizes de avaliação do uso de medicamentos. Journal of Managed Care Pharmacy. 6: 492-497.

George , L . W .(2003): Pain control in food animals . Serviço Internacional de Informação Veterinária (www . ivis org) Ithaca ,NewYork ,USA

Giorgi, M. (2008): Diferenças farmacocinéticas do tramadol em várias espécies animais e em seres humanos. Vet. Research, 63/ 200(specia)pp1-4.

Giorgi, M., Carlo, S. D., Sgorbini, M., and Saccomanni, G. (2009) Pharmacokinetics of tramadol and its metabolites M1, M2, and M5 in donkeys after intravenous and oral immediate release single-dose administration. Journal of Equine Veterinary Science 29 (7):569-574.

Giorgi, M., Del Carlo, S., Lebkowska-Wieruszewska, B., Kowalski, C.J., Saccomanni, G.(2010) Pharmacokinetics of tramadol and metabolites after injective administrations in dogs. Pol J Vet Sci. 13(4):639-644.

Graham, G. G., Robins, S.-A., Bryant, K. J., Bryanta, K.J. e Scott, K.F. (2001) Inibição da síntese de prostaglandinas em células intactas pelo paracetamol (acetaminofeno). Inflamopharmacology. 9 : 131-142.

Graham, G.G , e Scott, K.F. (2005) Mechanism of action of paracetamol. Am. J. Ther. 12(1):46-55.

Graham, G.G., e Scott, K.F.(2003) Mechanisms of action of paracetamol and related analgesics. Inflammopharmacology. 11(4):401-13.

Grant, C., Upton, R. N. e Kuchel, T. R. (1996): Efficacy of intra-muscular analgesics for acute pain sheep (Eficácia de analgésicos intra-musculares para dor aguda em ovinos). Aust .Vet . J 73(4):129-132.

Grant, C., e Upton, R. N. (2004) Comparação dos efeitos analgésicos da xilazina em ovinos através de três vias de administração diferentes Aust. Vet . J. 82(5):304-307.

Grond, S., e Sablotzki, A. (2004) Clinical pharmacology of tramadol. Clinical Pharmacokinetics 43(13):879 -923 (Resumo)

Haas, D. A., e Harper, D. G. (1992) Ketamine: Uma revisão das suas propriedades farmacológicas e utilização em anestesia ambulatória. Anesth. Prog. 39: 61-68.

Hall LW, Clarke KW, e Trim CM. (2001) Anesthesia of sheep, goats and other herbivores (Anestesia de ovinos, caprinos e outros herbívoros). In: Veterinary Anesthesia. 10ª edição. 10ª edição. Londres. WB Saunders. P p. 341-366.

Herbert, M.K., Weis, R., e Holzer, P. (2007) Os enantiómeros do tramadol e o seu metabolito principal inibem o peristaltismo no intestino delgado da cobaia através de mecanismos diferenciais. BMC Pharmacol. 16:7:5.

Hernandez-Palazon, J., Tortosa, J. A., Martinez-Lage,F., e Perez-Flores, D. (2001). A administração intravenosa de propacetamol reduz o consumo de morfina após cirurgia de fusão espinhal. Anesthesia & Analgesia 92(6):1473-6.

Himmelseher, S., Pfenninger, E., e Georgieff (1996).Os efeitos dos isómeros de cetamina na lesão e regeneração neuronal em neurónios do hipocampo de ratos. Anesth. Analg.83:505-12.

Hinz, B. e Brune, K. (2012) Paracetamol e inibição da ciclo-oxigenase: há motivo para preocupação? Ann Rheum Dis. 71:20-25.

Hirota, K., e Lambert, D. G. (1996): Ketamine it's mechanisms of action and unusual clinical uses. Br. J. Anesth., 77: 441-444.

Hodgman, M.J., e Garrard, A.R. (2012) Uma revisão do envenenamento por acetaminofeno. Crit Care Clin. 28(4):499-516.

Ilkiw, J. E. (1999) Balanced anesthetic techniques in dogs and cats (Técnicas anestésicas equilibradas em cães e gatos). Clinical Techniques in Small Animal Practice 14:27-37.

Ismail, Z. B., Jawasreh, K., e Al-Majali, A. (2010) Efeito da anestesia com xilazina-cetamina-diazepam em determinados parâmetros clínicos e de gasometria arterial em ovinos e caprinos. Comp. Clin. Pathol. 19: 11-14

Jahr, J.S., e Lee,V.K. (2010) Intravenous acetaminophen. Anesthesiol Clin.

28(4):619-45.

Joubert, K. E. (2001) The use of analgesic drugs by South African veterinarians J S Afr Vet. Assoc.72(1):57-60.

Karnik , P. S ., Johnston , S ., Ward , D ., Broadstone , R ., and Inzana ,K.(2006) The effects of epidural deracoxib on the ground reaction forces in an acute stifle synovitis model.Vet Surg. 35 :34-42 .

Kastner, S. B. R. (2006). Alfa2- agonistas em ovinos. Vet. Anesth. Analg. 33: 79-96.

Kehlet, H., and Dahl, J. B. (1993) The value of (Multimodal) or (Balanced Analgesia) in postperative pain treatment. Anesth. Analg.77:1048-1056

Kela, M. Umbarkar, S. Sarkar, M. Garasia , M. (2011): Estudo comparativo da eficácia do paracetamol iv vs tramadol iv para alívio da dor pós-operatória. Bombay Hospital Journal. 53 (3):582-586.

Keskinbora K1, e Aydinli I.(2006) An atypical opioid analgesic: tramadol. Agri, 18(1): 5-19 (Resumo) (Artigo em turco)

Khan, M., M. Ashraf, K. Pervez, H. B. Rashid, A. K. Mahmood e M. Chaudhry (2004): Comparative effects of detomidine and xylazine as sedative and analgesic agents in ruminants. Pakistan Vet. J., 24(2)62-70.

Kohrs, R., e Durieux, M.E. (1998) Ketamine: Ensinando novos truques a uma droga antiga. Anesth. Analg. 87: 1186- 1193

Korpela, R., Korvenoja, P., Meretoja, O.A. (1999). Efeito poupador de morfina do acetaminofeno na cirurgia pediátrica em regime de ambulatório. Anesthesiology 91(2): 442-447.

Kumpulainen, E., Kokki, H., Halonen, T., Heikkinen, M., Savolainen, J., e Laisalmi, M. (2007) O paracetamol (acetaminofeno) penetra facilmente no líquido cefalorraquidiano das crianças após administração intravenosa Pediatrics 119 (4):766-771

Landa , L. (2012): Dor em animais domésticos e como avaliá-la: uma revisão Vet. Med. 57 (4): 185-192.

Lee, C.R., McTavish, D., e Sorkin, E.M.(1993) Tramadol. Uma revisão preliminar das suas propriedades farmacodinâmicas e farmacocinéticas, e potencial terapêutico em estados de dor aguda e crónica. Drugs. 46(2):313- 340.

Lee, L.(2006):Anestesia de ruminantes e suínos. Cirurgia Veterinária I, VMED 7412 pp1-15.

Leonardi, F., Zanichelli, S., e Botti, P. (2006): Dor nos animais: diagnóstico, tratamento e prevenção. Ann. Fac. Medic. Vet. diporma XXXVI: 45-66.

Lin, H.C., Purohit, R.C., e Powe. T.A.(1997) Anesthesia in sheep with propofol or with xylazine-ketamine followed by halothane. Vet Surg. 26(3):247-252.

Lin, H.C., Wallace, S.S., Tyler, J.W., Robbins, R.L., Thurmon, J.C., e Wolfe, D.F.(1994) Comparação da anestesia com tiletamina-zolazepam-cetamina e tiletamina-zolazepam-cetamina-xilazina em ovinos. Aust. Vet. J. 71(8):239-242.

Livingston, A. (2010) Pain and analgesia in domestic animals (Dor e analgesia em animais domésticos). Handbook of Experimental Pharmacology. 199: 159-190

Lizarraga ,I ,e Chambers JP (2012)Utilização de medicamentos analgésicos para o controlo da dor em ovinos .N.Z.Vet.J. 60(2):87-94

Mackenzie, J. W.(2008): Postoperative pain control in children Pediatrics and Child Health Vol. 18, Issue 6 , Pages 293-296.

Malik, M., Malik, V., Chauhan, S., Dhawan, N., e Kiran, U. (2011) Ketamine-etomidate for children undergoing cardiac catheterization. Asian Cardiovascular & Thoracic Annals, 19 (2): 143-148.

Manocha, A., Sharma, K. K., e Mediratta, P.K. (1998) Tramadol, um opióide de ação central: efeito anticonvulsivo contra a convulsão máxima por eletrochoque em ratos. Indian J. Physiol Pharmacol 42(3) :407 - 411.

McClellan, K., e Scott, L.J.(2003) Tramadol/Paracetamol. Drugs. 63 (11): 1079-1086.

McMillan, C., Livingston, A., Clarke, C.R., Dowling, P.M., Taylor, S.M., Duke, T., e Terlinden, R, (2008) Pharmacokinetics of intravenous tramadol in dogs. Can. J. Vet. Res. 72:325-331

McNicol, E. D., Tzortzopoulou, A., Cepeda,M.S., Francia, M. B. D., Farhat, T., and Schumann, R.(2011) Single-dose intravenous paracetamol or propacetamol for prevention or treatment of postoperative pain: a systematic review and meta-analysis. British Journal of Anaesthesia 106 (6): 764-775

Merrill, G.F., Merrill, J.H., Golfetti, R., Jaques, K.M., Hadzimichalis, N.S., Baliga, S.S., e Rork, T.H.(2007) Antiarrhythmic properties of acetaminophen in the dog. Exp Biol Med (Maywood). 232(9):1245-52.

Merrill, G.F., Rork, T.H., Spiler, N.M., e Golfetti, R.(2004) Acetaminophen and myocardial infarction in dogs. Am J Physiol Heart Circ Physiol. 287(5):H1913-20.

Meyer, R.E., e Fish, R.E., (2008) Pharmacology of injectable anesthetics, sedatives, and tranquilizers. Em: Fish, R.E., Brown, M. J., Danneman, P. J. e Karas, A. Z. (eds.) Anaesthesia and Analgesia in Laboratory Animals (2nd ed.) Elsevier Inc. pp 47-50.

Mogoa, E.G., Stegmann, G.F., and Guthrie, A.J.(2000a) Effects of xylazine on acid-base balance and arterial blood-gas tensions in goats under different environmental temperature and humidity conditions. J. S. Afr. Vet. Assoc. 71(4): 229-231.

Mogoa, E.G., Stegmann, G.F., Guthrie, A.J., e Swan, G.E. (2000b) Clinical, cardiopulmonary and haemocytological effects of xylazine in goats after acute exposure to different environmental temperature and humidity conditions. J. S. Afr. Vet. Assoc. 71(3):153-159.

Mohammod, F. K., Wahed, R. A., e Dabbagh, B. K. (1996) Stimulation of food intake by xylazine in sheep. J. Vet. Med. Asso. 43:387-391

Moller, P.L, Sindet-Pedersen, S., Petersen, C. T. , Juhl, G. I.,Dillenschneider, A., e Skoglund, L. A.(2005) Onset of acetaminophen analgesia: comparison of oral and intravenous routes after third molar surgery. British Journal of Anesthesia 94 (5): 642-648

Muir, W.W., e Yamashita, K. (2000) Anestesia equilibrada em cavalos. Actas da AAEP 46 : 98-99

Ortega, M., Cruz, I. (2011) Avaliação de uma infusão de taxa constante de lidocaína para anestesia equilibrada em cães submetidos a cirurgia. Can. Vet. J. 52:856860

Oscier, C.D., e Milner, Q.J.W.(2009) Peri-operative use of paracetamol. Anesthesia. 64: 65-72.

Otto, K. A. e Short, C. E. (1998): Pharmaceuticl control of pain in large animal Applied Animal Behavior Science, (59)157-169.

Ozkan, F., Cakir-Ozkan, N., Eyibilen, A., Yener, T., e Erkorkmaz, U.(2010) Comparação de combinações anestésicas de cetamina-diazepam com cetamina-xilazina em ovelhas com respiração espontânea e submetidas a cirurgia maxilofacial. Bosnian Journal of Basic Medical Sciences 10 (4): 297-302

Pasero, C., and Stannard, D.(2012) The role of intravenous acetaminophen in acute pain management: a case-illustrated review. Pain Manag Nurs. 13(2):107-124.

Prassinos, N.N., Galatos, A.D., e Raptopoulos, D. (2005) A comparison of propofol, thiopental or ketamine as induction agents in goats. Vet Anaesth Analg. 32(5):289-296.

Prescott, L. F. (1996). Paracetamol (Acetaminofeno): A Critical Bibliographic Review. Londres, Taylor & Francis.

Pypendop, B.H., e Ilkew, J.E. (2008) Pharmacokinetics of tramadol and its metabolite O-desmethyltramadol in cats. J. Vet. Pharmacol. Ther. 31:52-59

Raffa, R. (2006) Pharmacological aspects of successful long-term analgesia. Clin. Rheumatol. 25 (Suppl. 1): S9-S15

Raffa, R. B., Friderichs, E., e Reimann, W. (1992): O componente opióide e não opióide contribuem independentemente para o analgésico opióide. Journal of Pharmacology and Experimental Therapeutics, 260: 275-285.

Reich, D.L., e Silvay, G. (1989) Ketamine: an update on the first twenty- five years of clinical experience. Can J Anaesth. 36(2):186-197.

Romero, T.R., Pacheco Dda, F., and Duarte, I.D.(2013) Xylazine induced central antinociception mediated by endogenous opioids and ii-opioid recetor, but not 5-or K-opioid receptors. Brain Res. 19:1506:58-63.

Rostami, M., e Vesal, N.(2011) Comparação de lidocaína, lidocaína/epinefrina ou bupivacaína para anestesia paravertebral toracolombar em ovelhas de cauda gorda. Vet. Anaes. Analg. 38(6):598-602.

Schug, S.A.(2006) Combination analgesia in 2005 a rational approach: focus on paracetamol-tramadol. Clin. Rheumatol. 25 (Suppl. 1): S16- S21

Scott, L.J., e Perry, C.M. (2000) Tramadol: uma revisão da sua utilização na dor perioperatória. Drugs. 60(1):139-176.

Shipton, E.A.(2000) Tramadol present and future. Anaesth Intensive Care. 28(4):363-374.

Sinner, B., Graf, B.M.(2008) Ketamine. Handb Exp Pharmacol. 182 :313- 333.

Smith, H.S. (2009) Potenciais mecanismos analgésicos da acetaminofena. Pain Physician. 12(1):269-280.

SPSS (2008). Statistical package for social science version 16 (win/ Mac/ Linux) user' s guide Inc-Chicago m, USA. Sítio Web http: // www.spss.com.

Taqa, G.A. (2012) sinergismo das actividades analgésicas do tramadol com o agonista dos adrenoreceptores a2 xilazina em ratos. Iraqi J. of Vet. Sci. 26 (2):109-113.

Taylor, P.M.(1991)Anesthesia in sheep and goats. In Practice J. (janeiro) 31-35.

-Thurmon, J. C., Tranquilli, W. J., e Benson, G. J. (1996): Lumb and Jones, Veterinary Anesthesia,3rd ed. Baltimore:194-198, 242-250,591-598, 186-187.

-Toussaint, K. Yang XC., Zielinski MA, Reigle KL, Sacavage SD, Nagar S, Raffa RB. (2010) O que é que (não) sabemos sobre o funcionamento do paracetamol (acetaminofeno)? Clin. Pharm.Ther. 35(6):617-638.

-Valverde, A. (2013) Anestesia equilibrada e infusões de taxa constante em cavalos. Clínicas Veterinárias da América do Norte: Equine Practice. 29 (1): 89-122

Valverde, A., e Doherty, T.J. (2008) Anesthesia and analgesia in ruminants. In: Fish, R.E., Brown, M. J., Danneman, P. J. e Karas, A. Z. (eds.) Anaesthesia and Analgesia in Laboratory Animals (2nd ed.) Elsevier Inc. pp 385-411.

Valverde, A., Black, B., Cribb, N., Hathway, A. e Daw, A. (2013) Avaliação da recuperação não assistida da anestesia geral repetida com isoflurano em cavalos após a administração pós-anestésica de xilazina ou acepromazina ou uma combinação de xilazina e cetamina.Vet. Anes.Analg.40: 3-12.

Vesal, N., e Oloumi, M.M. (1998) A preliminary comparison of epidural lidocaine and xylazine during total intravenous anesthesia in Iranian fattailed sheep. Zentralbl Veterinarmed A. 45(6-7):353-360.

Visser, E., e Schug, S.A.(2006) The role of ketamine in pain management. Bio.

Pharm. 60(7):341-8.

White, J.M., e Ryan, C.F.(1996) Pharmacological properties of ketamine. Drug Alcohol Rev. 15(2):145-155.

Wilder-Smith, C.H., Hill, L., Osler, W., e O'Keefe, S.(1999) Effect of tramadol and morphine on pain and gastrointestinal motor function in patients with chronic pancreatitis. Dig Dis Sci. 44(6):1107-1116.

Williams, J.H.(1997) Tramadol hydrochloride: something new in oral analgesic therapy. Current. 58(4): 215-226.

Organização Mundial de Saúde. (2009).Escala de dor da OMS. Retrieved 24 Feb, 2009fromhttp://www.abpi.org.uk/publications/publicationdetails/azRese arch/p1.asp.

Wurthwein, G., Koling, S., Reich, A., Hempel, G., Schulze-Westhoff, P., Pinheiro, P.V., e Boos, J.(2005) Pharmacokinetics of intravenous paracetamol in children and adolescents under major surgery. Eur J Clin Pharmacol. 60(12):883-888.

Yazbek, K. V. B., e Fantoni, D. T. (2005): Avaliação do tramadol, um analgésico opióide típico, no controle da dor pós-operatória imediata em cães submetidos a procedimentos cirúrgicos ortopédicos, Braz. J. Vet. Res. Anim. Sci., São Paulo, 42: 250- 258.

Yeh, Y.C., e Reddy, P. (2012) Clinical and economic evidence for intravenous acetaminophen. Pharmacotherapy. 32(6):559-579.

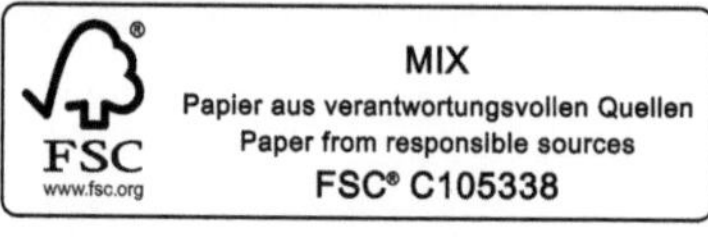

Printed by Books on Demand GmbH, Norderstedt / Germany